病院部門別
管理・運営の実践

経営企画部門の
マネジメント

石井 富美 多摩大学医療・介護ソリューション研究所 フェロー

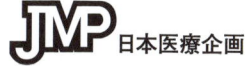

はじめに

医療従事者が生き生きと働ける最高の舞台をつくる

　超高齢社会を迎え、社会保障制度改革のなかで、医療機関は収支を合わせるだけの運営から、ステークホルダーのニーズと自らのシーズのマッチングを図る経営にシフトしなければならなくなってきました。しかし、これまで組織マネジメント、人材マネジメントをはじめとする企業では当たり前ともいえる「存続と発展のためのマネジメント」はあまり行われてきていませんでした。医療費削減政策、恒常的な医師・看護師などの医療従事者不足、患者の権利意識の変化と受療医療機関選択の拡大などで医療機関にも集患力が求められるようになるなど、刻々と変化する環境のなかで、10年ほど前から病院事務部門から財務や人事総務機能を独立させた本部制をとる医療機関が増えてきました。

　そのなかでも、主に経営戦略を考える部門として「経営企画部門」を設置する医療機関も増えてきました。しかし、マネジメントの歴史が浅い医療機関では、経営企画部門が何をするべきかが明確になっていないのが現状です。

　医療関係者のなかには「経営」という言葉に抵抗がある方もいますが、それは「経営」の意味を狭義に捉えていることが要因であると思います。「経営」は財務的な内容だけではありません。職場の環境を整え、人を育て、社会の変化に適応しながら組織の使命を果たしていくことが「経営」の本質です。経営の質を整えて、医療従事者が生き生きと働くことができる最高の舞台をつくることが経営企画部門の役割であると思います。研ぎ澄まされた「虫の目」で病院の現状を正確に把握し、病院全体としてどのような状況にあるのかを「鳥の目」で分析し、さらに、近隣の病院の状況、地域の環境や医療制度の方向性などの世の中の流れを「魚の目」で感じ取り、戦略を立てていくことが求められています。

　本書では、経営企画部門の役割、なすべき業務、そのために必要なスキ

ルについて、私が多くの先輩方にご指導をいただきながら取り組んできたことをまとめ、実例を用いて解説します。また、医療現場の方々と直接かかわるなかで感じたことをお伝えしたいと思います。手に取ってくださった方々に少しでも思いが届くことを願っています。

2014年春　満開の桜を眺めつつ

石井 富美

目次

はじめに ………………………………………………………………………… 2

第1章 医療機関における経営企画部門の役割 ……………… 9

1 医療機関の経営とは ……………………………………………………… 10
1. 多様なステークホルダーに選ばれるための経営 ……………… 10
2. 医療機関に経営が求められるようになった理由 ……………… 11
3. 経営理念の明確化が不可欠 ……………………………………… 16

2 経営企画部門の役割 ……………………………………………………… 18
1. マネジメントにおける4つの柱 ………………………………… 18
2. 運営と経営の違い ………………………………………………… 19

3 病院を支える2本の柱 …………………………………………………… 21
1. 組織マネジメントの欠如 ………………………………………… 21
2. 医療従事者の「思い」に応えるマネジメント ………………… 21

第2章 院内情報の戦略的な活用法 ……………………………… 23

1 情報の一元管理がもたらすメリット ………………………………… 24
1. 情報の価値を見出す ……………………………………………… 24
2. 一元管理により的確な分析が可能に …………………………… 25

2 効果的な情報の伝え方 …………………………………………………… 27
1. 相手の知りたい情報を伝える …………………………………… 27
2. 目的によって切り口を変える …………………………………… 28
3. 一番伝えたいことは何かを常に意識する ……………………… 29

3 さまざまな表現手法を用いた可視化 ………………………………… 31
1. 見せ方を変えることで気づきを促す …………………………… 31
2. バブルチャートを活用した視覚化 ……………………………… 33

4 情報提供から課題抽出へ ………………………………………………… 36
1. 定点ではなく時系列による現状分析が必要 …………………… 36
2. 課題を抽出し、解決策を皆で共有する ………………………… 38

- **5 情報の組み合わせによる多角的な分析** …… 39
  - 1 現状をより具体的に把握する …… 39
  - 2 病棟の忙しさも可視化できる …… 39
- **6 情報を原動力にPDCAサイクルを回す** …… 43
  - 1 アクションのあとの客観的な評価が重要 …… 43
  - 2 情報こそがPDCAサイクルを回す原動力 …… 43
- **7 ベンチマークと質の指標としての情報の活用** …… 45
  - 1 目標とするモデルを明確にしたベンチマーク …… 45
  - 2 情報をQIとして活用する …… 45
  - 3 医療の質とCS & ESの関係 …… 46
  - 4 関連指標を組み合わせ、より深い質の評価につなげる …… 47

第3章　事業計画の立案と予算＆実績管理 …… 49

- **1 事業計画と中長期計画の立て方** …… 50
  - 1 事業計画には"今年やること"を盛り込む …… 50
  - 2 BSCを活用した中長期計画の立て方 …… 50
  - 3 BSCを構成するフレームワーク …… 52
  - 4 事業計画の作成と中長期計画の見直し …… 60
  - 5 BSCの戦略マップを応用した事業計画書と進捗管理方法 …… 61
- **2 事業計画をもとに予算を組み立てる** …… 66
  - 1 具体的な数値目標を掲げた予算管理 …… 66
  - 2 どうすれば診療単価は上がるのか …… 67
  - 3 診療科ごとに行う予算ヒアリング …… 69
- **3 実績管理のための予算展開** …… 75
  - 1 季節変動を考慮した予算の立て方 …… 75
  - 2 過去5年の実績をもとに係数を算出 …… 75
  - 3 季節変動を考慮したからこそわかること …… 76
- **4 実績ヒアリングによる課題の抽出** …… 79
  - 1 実績は定期的にフィードバックする …… 79
  - 2 小さな成功体験を病院全体で共有する …… 79

目次

5	**予算と実績の乖離を管理する**	81
	1　予算乖離の累積を可視化する	81
	2　予算作成は中長期計画の重要ポイント	81

第4章　新規事業の企画とプロジェクト管理 …… 83

1　病院組織における経営企画部門の位置づけ …… 84
　　1　経営企画部門は組織内の潤滑油 …… 84
　　2　リスクオフィサーとしての働き …… 84
　　3　プロジェクトとは一話完結型業務である …… 85

2　新規事業の企画立案 …… 87
　　1　意思決定に必要な企画書の作成 …… 87
　　2　マーケティングの手順と3Ｃ分析 …… 87
　　3　事業内容の詳細と予算計画の立案 …… 89

3　プロジェクトを管理する …… 91
　　1　プロジェクトが機能しない要因 …… 91
　　2　プロジェクトと委員会の違い …… 91

4　PMBOKを活用したプロジェクト管理 …… 94
　　1　PMBOKとは何か …… 94
　　2　5つのプロセス群と10の知識エリア …… 94
　　3　統合マネジメントによるプロセス管理 …… 95
　　4　スコープを明確にすれば、ゴールを見失わない …… 96

5　プロジェクトマネジメント成功のカギ …… 99
　　1　チームリーダーの役割 …… 99
　　2　チーム育成のリーダーシップ …… 100
　　3　リーダーとしての意思決定 …… 102
　　4　変革を進めるリーダーシップ …… 104

6　予測されるリスクの管理と対応策の準備 …… 106
　　1　4つのリスク対応パターン …… 106
　　2　医療者は「回避」を選びがち？ …… 106
　　3　リスクを評価して対策を立てる …… 107

第5章　経営企画部門の人材に求められるスキル……109

1　「思い」をマネジメントする力……………………………110
1　職員満足度の高い職場づくり ………………………110
2　3Cスキルを活用して、相手の「思い」を知る …………111
3　シャドウ・ワークを評価する ………………………112
4　前向きな「思い」を引き出す豊かな人間性 …………113
5　推進役としてのリーダーシップ ……………………114

2　組織を動かすプレゼンテーション力……………………115
1　相手に伝える力を磨く ………………………………115
2　プレゼンテーションストーリーの組み立て方 ………115
3　プレゼン事例①　在院日数短縮による稼働額の改善 ……116
4　プレゼン事例②　新入院患者数増による稼働額の改善 …120

3　戦略実行に必要な人材の育成……………………………123
1　人材をコストではなく、戦略的資源として捉える …………123
2　ミッションや理念に則った人材育成 …………………123
3　研修計画書とアクションプランの立案 ………………125
4　研修実施日の環境整備と研修後の報告書作成 ………126
5　研修成果を測定する「4段階評価法」 ………………127
6　研修の質とバランスを管理する ……………………131

おわりに ……………………………………………………134

Column❶ 実績データを活用した在院日数短縮へのアプローチ ……35
Column❷ 医師がインフルエンザにかかると150万円減収!? ………42
Column❸ 目標値はどこからやってくる？ ……………………………74
Column❹ 季節変動の裏話〜疾患、学会、夏休み、田植え!? ………78

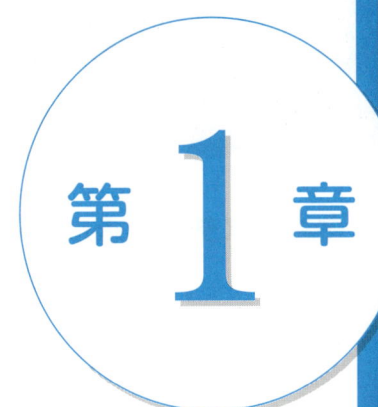

医療機関における経営企画部門の役割

1 医療機関の経営とは

❶ 多様なステークホルダーに選ばれるための経営

　医療機関を経営するとはどういうことなのでしょうか。医療機関には「病気を治す」という社会的使命があり、安全で安心できる質の高い医療を継続的に提供するために「病院を存続させる」ことが求められています。医療機関には社会環境やステークホルダー（利害関係者）のニーズの変化を把握して、その変化に対応していく「経営」が必要です（図表1-1）。たとえ小さな病院であっても、その地域からなくなってしまえば、地域の方々の生活には大きな影響が出てしまいます。特に超高齢社会において医療は生活の一部であり、重要な社会インフラです。「病院の存続」は地域の人々の生活を支えるための大切な使命だといえます。

　医療機関にとってのステークホルダーは患者さんだけではありません。近隣の診療所、介護保健施設、金融機関、行政を含めた地域社会など多岐にわたり、医療機関で働いている職員も重要なステークホルダーです。

　地域での役割、使命を果たすためには、患者さん、利用者、連携する施設に選ばれるだけではなく、働く職員にも選ばれる医療機関であることが必要となってきています。医療機関で働く職員の多くは医師や看護師、薬剤師などライセンスを持っている医療専門職です。高度急性期医療を提供する病院や長期療養を行う病院、心臓や脳の治療に特化した専門病院など医療機関の機能に違いはあるものの、医療専門職はライセンスがあればどこの医療機関でも働くことができます。施設基準に必要な職員を確保しなければならない医療機関にとって、職員は被雇用者であると同時に顧客でもあります。働きやすい環境、専門性を活かすことができる医療提供体制や教育体制、共感できる明確な経営理念など、職員からも「選ばれるための経営」が求められています。

図表1-1 ● 医療機関の社会的使命とステークホルダー

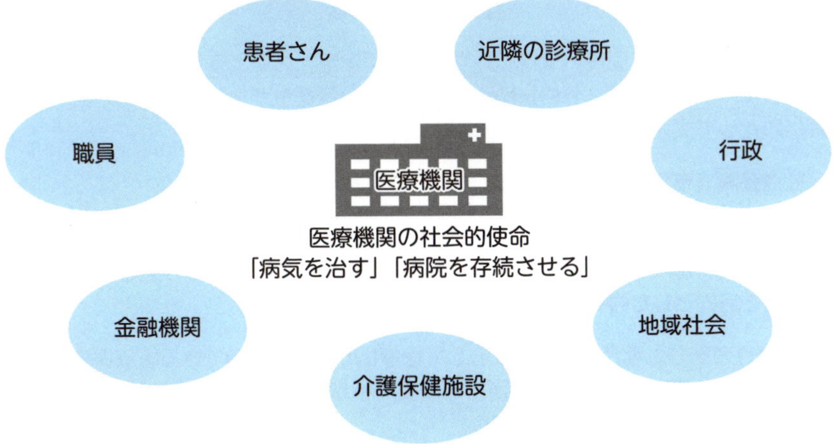

（図：医療機関を中心に、患者さん、近隣の診療所、行政、地域社会、介護保健施設、金融機関、職員が囲んでいる。医療機関の社会的使命「病気を治す」「病院を存続させる」）

❷ 医療機関に経営が求められるようになった理由

　日本の社会保障制度は「社会保険」、「社会福祉」、「公的扶助」、「保健医療・公衆衛生」の4つから成り立っています（図表1-2）。社会保険には医療保険制度、介護保険制度、年金制度があり、医療保険制度は国民皆保険制度のもとに成り立っています（図表1-3）。国民すべてが何らかの公的医療保険に事前に加入することで保険診療が受けられる仕組みです。

　公的医療保険には職域保険、地域保険があり、どの保険に入っていても75歳以上になると後期高齢者医療制度に加入することになります（図表1-4～5）。医療機関は適切な医療の提供を行い、診療報酬という形で患者さん本人と医療保険者に請求を行って収入を得ています。この収入から診療にかかった費用、医療機関運営に必要な経費を支払います。医療機関は国民皆保険制度に守られて「収支を合わせる運営」ができる仕組みになっています。

　しかし、近年はこの仕組みがうまく機能しなくなってきました（図表1-6）。医療保険側は経済の衰退と高齢化による労働人口の減少で加入者（組合員）からの保険料が減少する一方、高齢化による医療費の増加が顕著になり、医療保険財政が逼迫してきたのです。医療提供側も、これまで診療

図表1-2 ● 社会保障制度とは

社会保障制度とは

> 社会保障制度は、国民の「安心」や生活の「安定」を支えるセーフティネット。
> 社会保険、社会福祉、公的扶助、保健医療・公衆衛生からなり、国民の生活を生涯にわたって支えるものである。

①社会保険（年金・医療・介護）

> 国民が病気、けが、出産、死亡、老齢、障害、失業など生活の困難をもたらすさまざまな事故（保険事故）に遭遇した場合に一定の給付を行い、その生活の安定を図ることを目的とした強制加入の保険制度

○病気やけがをした場合に誰もが安心して医療にかかることのできる医療保険
○老齢・障害・死亡等に伴う稼働所得の減少を補填し、高齢者、障害者および遺族の生活を所得面から保障する年金制度
○加齢に伴い要介護状態となった者を社会全体で支える介護保険　　　　　　　　　　など

②社会福祉

> 障害者、母子家庭など社会生活をするうえでさまざまなハンディキャップを負っている国民が、そのハンディキャップを克服して、安心して社会生活を営めるよう、公的な支援を行う制度

○高齢者、障害者等が円滑に社会生活を営むことができるよう、在宅サービス、施設サービスを提供する社会福祉
○児童の健全育成や子育てを支援する児童福祉　　　　　　　　　　　　　　　　　　など

③公的扶助

> 生活に困窮する国民に対して、最低限度の生活を保障し、自立を助けようとする制度

○健康で文化的な最低限度の生活を保障し、その自立を助長する生活保護制度

④保健医療・公衆衛生

> 国民が健康に生活できるようさまざまな事項についての予防、衛生のための制度

○医師、その他の医療従事者や病院などが提供する医療サービス
○疾病予防、健康づくりなどの保健事業
○母性の健康を保持、増進するとともに、心身ともに健全な児童の出生と育成を増進するための母子保健
○食品や医療品の安全性を確保する公衆衛生　　　　　　　　　　　　　　　　　　　　など

※これらの分類については、1950（昭和25）年および1962（昭和37）年の社会保障制度審議会の勧告に沿った分類に基づいている。

図表1-3 ● 社会保険の内訳

```
社会保障制度
(1) 社会保険
    医療保険、介護保険、年金制度
    → 国民皆保険制度
        国民すべてが何らかの
        公的医療保険に事前に加入
(2) 社会福祉      →・職域保険
(3) 公的扶助         ・地域保険
(4) 公衆衛生         ・後期高齢者医療制度
```

図表1-4 ● 医療保険制度の体系

分類			被保険者	保険者
職域保険	被用者保険	一般	組合管掌健康保険	大企業の従業員とその被扶養者	健康保険組合
			政府管掌健康保険	中小企業の従業員とその被扶養者	社会保険庁
		特定	共済組合	公務員などとその被扶養者	各共済組合
			船員保険	舶の船員とその被扶養者	社会保険庁
	自営業者保険	国民健康保険	65歳未満の自営業者の人など	国民健康保険組合
地域保険			65歳未満の職域保険に属さない人	市区町村など
	前期高齢者医療制度		65〜74歳の職域保険に属さない人	市区町村など
後期高齢者医療制度			原則として75歳以上の人を被保険者とする独立した医療制度	後期高齢者医療広域連合

図表1-5 ● 医療保険制度の体系と規模

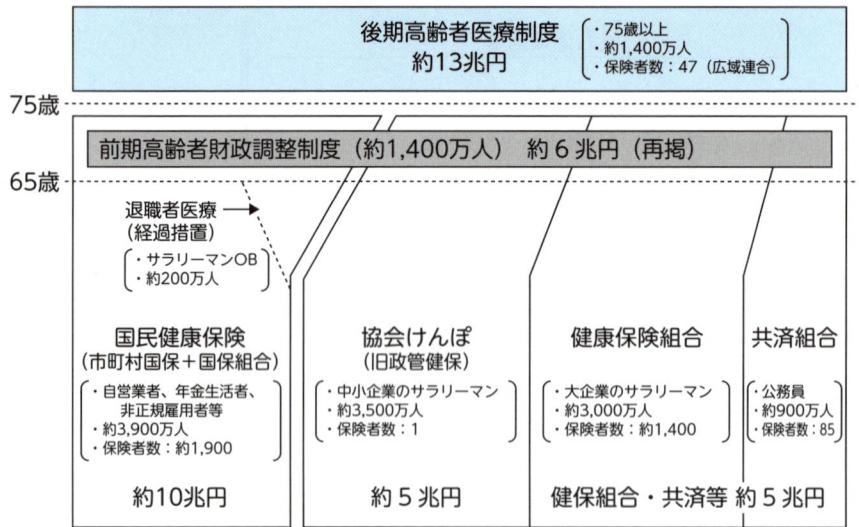

報酬という形で十分に確保されてきた医療機関の収入が医療費抑制政策や医薬分業政策などで大幅に削減されて、収支状況は厳しくなってきました。
　一般社団法人全国公私病院連盟の「平成24年病院運営実態分析調査」によると、赤字病院の割合は67.6％となっています。この値はこの10年間で上から6番目ですが、2010（平成22）年から3年連続で増加しています。赤字の要因の1つは医療費抑制策による収入伸び率の鈍化です。また、2003（平成15）年から導入されたDPC/PDPS（Diagnosis Procedure Combination / Per-Diem Payment System：急性期入院医療を対象とした診療報酬の包括評価制度）により、診療にかかった費用を請求する「出来高払い方式」から疾病ごとの標準的な費用を請求する「包括払い方式」になり、収支バランスをきちんと把握しなければマイナスになってしまうケースが出てきたことも要因の1つです。
　たとえば、虫垂炎（盲腸）で入院した患者さんに請求できる医療費は、

図表1-6 ● 保険制度の財政課題

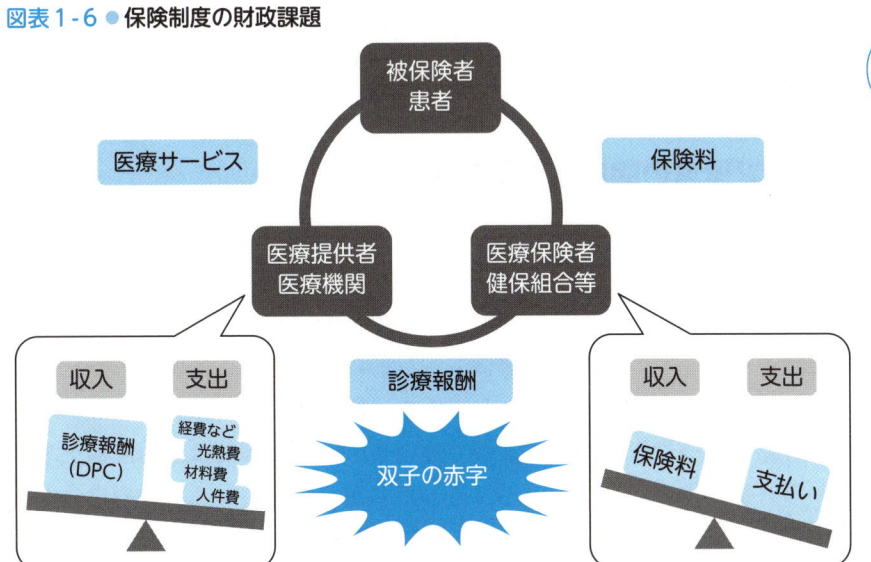

包括払い方式では一定額が決められています。この患者さんに対して入院中に糖尿病の検査や投薬、皮膚炎の処置などをついでに行ったとしても、そのためにかかった費用は請求することはできません。また、同じ効用のある薬でも薬価の高いほうを使った場合、請求できる金額は同じなので、差額分は病院側の持ち出しとなってしまいます。このため、これまで以上に入院患者の治療の中身と費用をしっかり管理しなければならなくなってきました。

　また、1992（平成4）年の第二次医療法改正から進められている医療機関の機能分化により、病院の果たすべき役割は変わりつつあります。救命救急を行う高度急性期病院と安心して自宅に帰ることができるようになるまで機能を回復させる回復期リハビリテーション病院では、経営の考え方が違ってきます。

　さらに、患者側の権利意識も変化してきました。与えられる医療をただありがたく受けるのではなく、自分の受ける医療を自分で選ぶ、十分な説明を受けて納得のいく治療を受ける、療養中の環境にもクオリティを求め

るなど、受療医療機関の選択を行うようになってきたのです。
　このような現状から医療機関は、従来通りでは運営できず、戦略的経営を行う体制の構築を求められてきています。

❸ 経営理念の明確化が不可欠

　ここで大切なのは「経営理念」です。経営理念とは、「会社や組織は何のために存在するのか」という目的を明文化したものです。ピーター・F・ドラッカーは自らの著書のなかで「企業の目的は顧客創造である」との経営理論を展開しています。医療機関の目的は患者さんに必要な医療を最善の形で提供することです。しかしながら、医療は極めて個別的なものであり、必要な医療は患者さんによって違います。医療機関は個別最適を求められる医療提供の現場において、自分たちが目指している医療や自分たちの病院の「理念」に則った対応をすることで、患者さんに納得感、満足感、安心感を持っていただきながら自分たちの病院を選んでもらわなければなりません。

　医療現場の最前線で働く職員は患者さんと１対１のかかわりになることがあります。患者さんはそのときの職員の接遇や施設設備の状態などから、その病院全体に対する印象や評価を瞬時に決定する場合があります。それを「真実の瞬間」といいます（図表1-7）。たとえば、病院の受付で事務職員が無愛想だったり、待合室で長く待たされたりすれば、患者さんのその病院に対する印象は悪くなります。一度、与えてしまった悪い印象は拭い去ることが難しく、日頃の職員１人ひとりの対応が患者さんの病院に対する評価を左右します。

　こうした考え方は、スカンジナビア航空の経営再建を成功させた同社の最高経営責任者（CEO）、ヤン・カールソンが自らの著書で紹介したことで広く知れわたりました。真実の瞬間の意思決定と行動は各個人の判断に委ねられていますが、それぞれの職種の倫理観（医療倫理、看護倫理、職業倫理など）で接するのはもちろん、すべての職員が同じ理念をベースに判断・行動することで医療機関の姿勢や思いが患者さんに伝わり、初めて「その病院の医療」になります。患者さんには質の高い安全で安心できる

図表1-7 ● 真実の瞬間

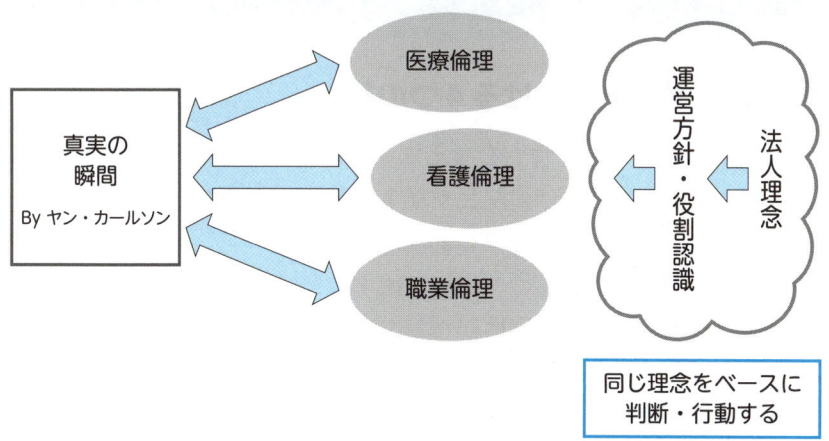

医療の提供、職員には職業倫理に立って、それぞれの専門性を活かした医療を実践できる環境の提供、地域社会には充実した保健医療福祉を恒常的に提供する体制を整え、地域の方々に安心を提供することが医療機関の経営といえます。

2 経営企画部門の役割

❶ マネジメントにおける4つの柱

　医療機関のなかで「経営」を考えているのは誰でしょうか。もちろん、医療機関における経営者は病院長や理事長だといえます。では、病院長や理事長だけで経営しているのでしょうか。

　そもそも病院は患者さんの「病気を治す」という診療業務を中心に動いています。必要な人材、医療機器などを整え、技術を磨いて、目の前にいる患者さんに安全で安心できる医療を提供することを第一に考えています。その日1日の医療提供の実績や1か月単位の収支などを把握している部門はありますが、将来計画やリスク管理の視点で実績を把握している部門を持っている医療機関はまだまだ少ないのではないでしょうか。

　マネジメント（経営管理）には大きく分けて次に挙げる4つの柱があります（図表1-8）。

①ヒューマンリソースマネジメント
　理念（ミッション）、ビジョンや経営目標の達成に向けた人材の育成、管理などを中長期的視点から行うこと。

②サプライチェーンマネジメント
　診療業務の効率性を高め、情報共有や必要な材料の調達を業務プロセスの視点から行うこと。

③リスクマネジメント
　医療安全はもちろん、消費増税や金利の上昇といった金融リスク、災害時の対応などをBCP（Business Continuity Planning：事業継続計画）の視点から行うこと。

④トップマネジメント
　①～③を統括して病院全体の最善、最適を長期的な視点から行うこと。

図表 1-8 ● マネジメントにおける 4 つの柱

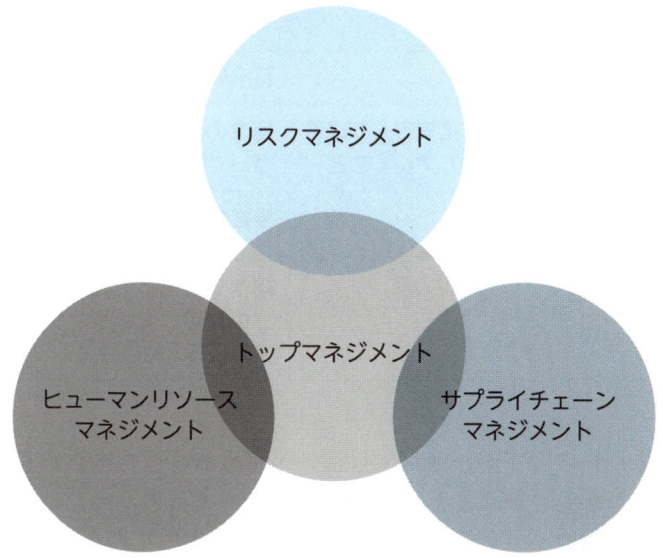

　経営管理の役割を果たす部門は組織の形態によって異なりますが、グループ病院の本部機能であっても、病院の経営会議であっても、マネジメント機能を果たすために必要なものは、正確な実績の把握、内部要因・外部要因を考慮した分析、仮説に基づくシミュレーションなど、意思決定に必要な情報です。ここでいう情報とは数値データのことだけを指しているわけではありません。事実として得られた数値データ（エビデンス）とその背景、なぜそのようなエビデンスが得られたかの理由も含めた情報です。その背景が要因分析の要となり、シミュレーションを行う場合の要素となります。その結果によって経営としての意思決定がなされていくのです。

　医療機関における経営企画部門の役割は、この経営者の意思決定に必要な情報を迅速に提供することと、経営者の思い、経営方針を具体的な形で職員に浸透させることです。

❷ 運営と経営の違い

　さて、運営と経営の違いとはどのようなものでしょうか。ひと言で表現

図表1-9 ●運営と経営の違い

	運営	経営
視点	現場の今	将来のための今
目的	日常の業務を滞りなく実行して成果を上げて組織を動かしていくこと	理念の実行のためにビジョンに基づいて組織を発展させていくこと
会議の内容	運営会議 「診療などの業務」を滞りなく、最適な方法で行うための会議	経営会議 「病院が地域で果たすべき役割、地域から求められている役割」に設立の理念（ミッション）に基づいて応えるための会議

するのは難しいのですが、運営は日常の業務を滞りなく実行して成果を上げて組織を動かしていくことで、経営は理念の実行のためにビジョンに基づいて組織を発展させていくことです（図表1-9）。

　視点としては、運営は「現場の今」を見ていますが、経営は「将来のための今」を見ています。病院で行われている運営会議などはまさに「運営」のための会議です。診療部門、看護部門、薬剤部門など診療にかかわる職種が集まり、情報の共有方法や診療の流れ、患者さんへの検査の実施方法や説明の仕方、予約についての案内方法など、さまざまな議題が話し合われ役割分担がなされていきますが、すべては「診療」という業務を滞りなく、最適な方法で行うための会議です。

　では、経営会議ではどのような議題が話し合われているのでしょうか。病院設立の理念（ミッション）に基づいて立てられている中長期計画などの運営目標に則った運営がなされているか、時代や社会情勢により刻々と変わる「病院が地域で果たすべき役割を果たせているか、地域から求められている役割に応えられているか」といった視点での議論がなされるのが経営会議です。計画の進捗管理はもちろんですが、ときには計画の見直しについての検討も必要です。計画の実行のためには安定した経営基盤も不可欠で、戦略的な人材確保も欠かせません。「現場の今」も大切ですが、「将来のための今」も重要で、それを考えていくことが経営です。

3 病院を支える2本の柱

1 組織マネジメントの欠如

　これまで医療機関は「経営」という視点をあまり意識してこなかったように思います。社会保障制度のなかで必要な医療を提供し、それに見合う対価を診療報酬として受け取り、収支を合わせるという診療中心の業務の「運営」ができていればよかったからです。また、職員の多くは医療専門職であり、最善の医療を提供するための安全対策や新たな医療技術の習得、診療ガイドラインに沿った医療の標準化への取り組みなど診療の機能を高める、提供体制を強化するといった診療そのものにかかわるマネジメントはとても充実しています。

　一方で管理業務中心のいわゆる組織マネジメントはどうでしょうか。前出のマネジメントにおける4つの柱のなかの1つ、ヒューマンリソースマネジメントを例に考えてみましょう。新しい知識の取得、技術向上など診療にかかわる研修や専門知識を持った看護師の採用などは積極的に行われていますが、病院理念の浸透のための研修、病院のプロモーションに必要な人材の採用などはあまり行われていないのが現状ではないでしょうか。

2 医療従事者の「思い」に応えるマネジメント

　病院は診療中心の業務と経営管理中心の業務が車の両輪のようにバランスよく回ることで安定した経営となります。1つの選択肢として診療中心の業務は診療のプロフェッショナルである病院職員が行い、経営管理中心の業務は経営のプロフェッショナルである外部機関に任せるという「医経分離」という考え方もあります。そうすることで医療者である病院職員は診療業務に専念できます。

　とても合理的な考え方ではありますが、医療機関は患者さんに対して極めて個別対応の「診療」を提供しており、多くのライセンスを持った専門

職が協働している「現場」があります。医療そのものへの理解と現場との融合、親和性がなければ経営管理業務も行えないのが大きな特色です。医療は人が人に対してサービスを提供しています。提供する側もされる側も人なのです。医療専門職がどのような思いで患者さんに接し、診療や治療を行っているか、また医療を受ける側の患者さんがどのような思いで治療を受け療養生活を送っているかという基本的な思いの部分をしっかりと理解していなければ、よいマネジメントはできません。人は「思い」で動きます。思いをマネジメントするためには、やはり現場感を感じていることが大切です。

　経営企画部門は経営管理に特化した部門という位置づけになることが多いと思います。正確な実績の把握、客観的な分析が求められ、場合によっては第三者的な提案を出すこともあるでしょう。そのようなときにこそ、この「医療そのものへの理解と現場との融合、親和性」の思いを大切にして、経営企画部門としての役割を果たしていくことが大切なのです（図表1-10）。

図表1-10 ● 病院を支える2本の柱

診療マネジメント
- 病院機能
- 医療提供体制
- 技術向上
- 標準化
- など

医療中心の業務 → ← 経営管理の業務

組織マネジメント
- 人材育成
- 職場環境整備
- 財務管理
- リスク管理
- など

医療の質　　病院を支える2本の柱　　経営の質

医療そのものへの理解と現場との融合、親和性が求められる

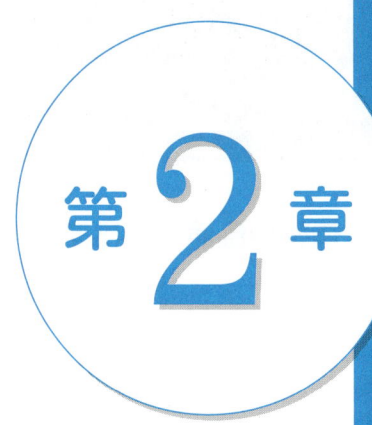

第2章

院内情報の戦略的な活用法

1 情報の一元管理がもたらすメリット

① 情報の価値を見出す

　病院では、日々の診療実績がデータとして蓄積されています。病院情報システムのIT化が進み、電子カルテやオーダリングシステムだけではなく会計情報や入退室履歴、インシデントアクシデントの発生状況なども電子化されて、データとして保存されています。それに加えて、これまで各部門で集計していた日報、月報といった業務集計もあり、膨大な量の情報がさまざまな場所に、さまざまな形式で保管されているのが現状ではないでしょうか。バラバラに散在している理由の1つは「使用目的が違う」からです。ここでは来院患者数という実績データについて見てみましょう。

　1人の来院患者さんが内科と皮膚科を受診して、リハビリテーションを受けた場合、来院患者さんの実人数は1人です（図表2-1）。これを診療科別の患者数という見方で集計すると内科と皮膚科、リハビリテーション科でそれぞれ1人ですから3人になります。リハビリテーション科の実績としては理学療法2単位、作業療法1単位を行った場合、療法別集計では2人、提供単位数では3単位となります。

　手術室の実績の把握も同様です。1人の患者さんの手術も術式ごとに集計すれば複数に数えられることもありますし、診療報酬上「手術料」として算定していても、実際に手術室を使用していなければ手術集計に入っていない場合もあります。1日の入院患者数についても、毎日の定時（たとえば深夜0時）に入院していた患者数を数える場合と、その日1日で病院にいた人（退院した人も含める）をすべて数える場合があります。このように、集計した値の使用目的が違うため、それぞれの定義での集計値が必要になり、一律にはならないのです。

　そのままでは単なる集計値ですが、院内で散在しているこれらのデータを一元管理して、用途や定義の違いを知ったうえで、いくつかを抽出し、

❶ 情報の一元管理がもたらすメリット

図表2-1 ● 1人の来院患者さんが3つの診療科を受診した場合

＜実人数＞
来院患者　1人

＜診療科別実績＞
内科受診　1人
皮膚科受診　1人
リハビリ受診　1人

＜リハビリ科実績＞
理学療法リハビリ　1人　2単位
作業療法リハビリ　1人　1単位

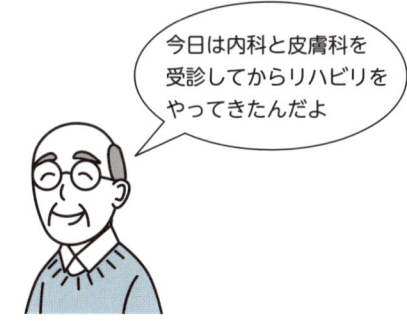

図表2-2 ● 情報としての価値の創出

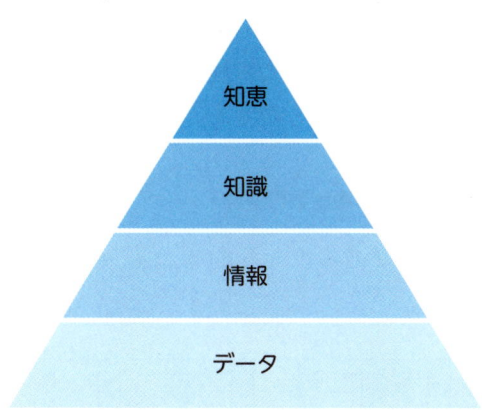

データ ⇒ 情報 ⇒ 知識 ⇒ 知恵
人の役に立って初めて意味が出る

組み合わせて別の見方をすることで、「情報」としての価値が生まれてきます（図表2-2）。

❷ 一元管理により的確な分析が可能に

たとえば、先ほどの来院患者数について、少し極端な数値で活用方法を

示します。図表2-3はある病院の1年間の患者数の推移を表したものです。グラフ右の「診療科別受診患者数合計」は毎月200人で安定していますが、グラフ左の「来院患者数」の推移を重ねてみると、徐々に減少していることがわかります。つまり、見た目の患者数は変わっていないように見えても、実際は1人の患者さんの複数科受診が増えているだけで、実人数は減少しているという実態が見えてきます。

こうしたケースでは、診療単価が減少している、初診患者が減少しているというような現象が起こっている可能性があります。一方で、外来の逆紹介を進めて実患者数を減らし、紹介による初診患者を増やして、検査やリハビリ提供を充実させ、実績を維持しているという取り組みの成果という可能性もあります。このように、通常バラバラに集計されているデータを合わせて使うことで、今まで見えてこなかった実態が見えることもありますし、何らかの仮説を立てて、その検証に使うこともできます。情報を一元管理し、有効に活用することで客観的で的確な分析が可能になり、戦略的な対策を立てることができるのです。

図表2-3 ● ある病院の1年間の患者数の推移

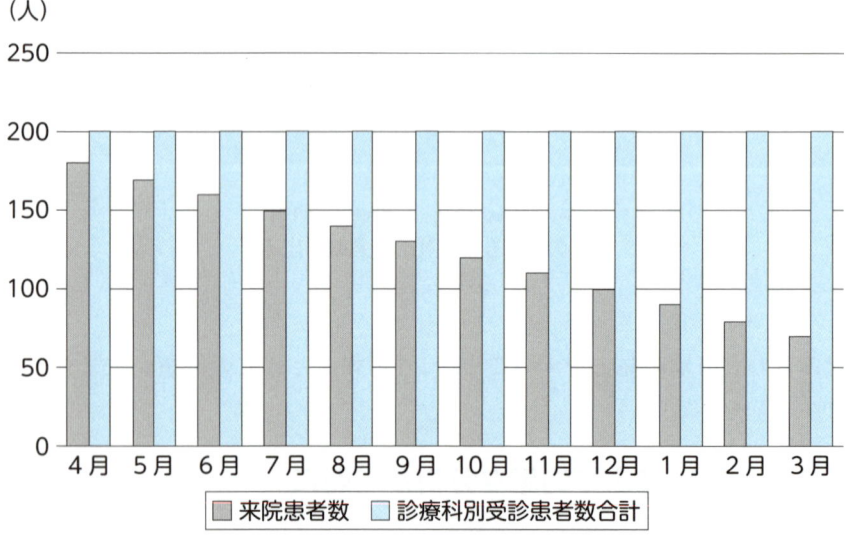

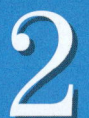

効果的な情報の伝え方

① 相手の知りたい情報を伝える

　さまざまなデータを用いて分析しても、それを誰にも伝えなければ意味がありません。データは情報として分析し、知識によって考察し、次の行動の基本となる知恵として役立てることで、初めて意味が出てきます。では、どのように伝えるべきでしょうか。

　多角的な分析を行い、新たな気づきがあったり、有効な対策が立てられたりした場合、「伝えたいこと」ばかりに終始して一方的な報告や提案になってしまうことがあります。大切なのは「相手が何を知りたがっているか」という視点で伝えることです。どんなに重要な報告でも、厳しい現状でも、興味を持ってもらえなければ話をしたところで理解や納得を得るのは難しいでしょう。まずは相手を知ることが重要です。情報を伝える際に考えるべきことは、次の3点です。

- **誰に対して見せるのか？**
- **何を伝えたいのか？**
- **もっとも効果的な可視化方法は何か？**

　たとえば、医師に伝える場合、医師は「診療」そのものへの興味があるため、自分の診療の質や患者さんへの治療効果という視点が重要になります。もちろん、提供する医療そのものの質は重要ですが、患者さんからの評価、病院経営への貢献度なども重要です。一例として外来診療の待ち時間調査の結果を伝えるケースを示します。

　よく見かける外来診療待ち時間調査の結果報告で、「A診療科は平均25分、B診療科は平均15分……」というように、平均時間を示すことがあります。これは決して間違いではありませんが、伝え方としてあまりよい方法だとは思いません。そこで、①診療待ち時間調査の目的、②医師に伝える内容、③医師が知りたい情報は何かを把握し、この3つの視点で報告方法を考え

ましょう。

　まず、①待ち時間調査の目的は、そのときどきで違います。今回は「予約診療の待ち時間が長い」という患者さんからのご指摘が多かったことからその実態を把握するための調査と仮定して考えます。その場合、②医師に伝える内容は、予約患者さんの待ち時間の傾向です。一方、③医師が知りたい情報は、患者さんの待ち時間への気持ちと診療そのものへの感想ではないでしょうか。

　図表2-4の右のグラフはA診療科の予約患者さんの待ち時間の分布です。予約時間から診療開始時間までを待ち時間とし、5分単位で区切り、棒グラフにしたものです。ここでの平均値は25分です。ただし、グラフからは5～10分前後の待ち時間の人が多いことがわかります。
「平均待ち時間は25分」という報告では、医師としては「そんなに待たせていない」と感じるでしょう。一方で、30～40分待っている患者さんも少なくないのも事実です。このように「点」としての平均値ではなく、待ち時間の分布を示すことで、自分たちの実感により近い報告となるはずです。

　待ち時間の実態について医師の納得感があれば、現状を把握したうえで改善に向けたアイデアが生まれるきっかけにもなるでしょう。診療科や医師への感謝の気持ちなどのコメント、待ち時間に対する率直な意見があれば、それも添えて報告するのがよいと思います。

❷ 目的によって切り口を変える

　報告先は院内ばかりとは限りません。銀行に対しての収益報告も同様に、相手（銀行側）の知りたい情報を効果的に伝えることが大切です。銀行から融資を受けている場合など、銀行側がリスクマネジメントの観点から知りたいのは、①収益の確実性、②計画との乖離（かいり）の把握、③病院側が実績を正確にモニタリングして結果をコントロールできるかどうかという3つの視点です。病院側としてはそれに応えるために、今後の収益予想、計画との乖離の分析、業務実績の推移などを示しながら、きちんと内部で現状を把握して対策を行っていることを伝えます。

　このように、現時点の実績を見せるか、これまでの推移を見せるか、ま

図表2-4 ● 待ち時間の効果的な見せ方

診療科	予約患者平均待ち時間
A	25分
B	15分
C	40分

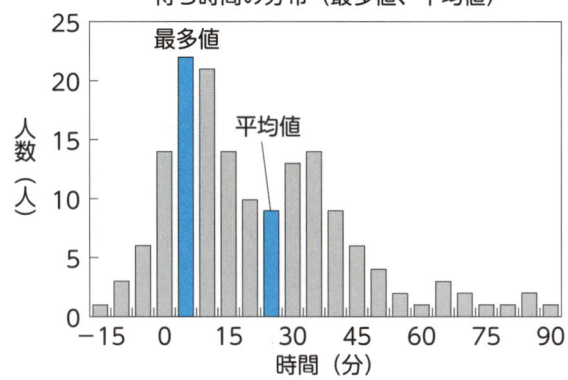

たは全体の構成比を見せるかなど、目的によってその都度、切り口を変えて伝えることが重要になります。

③ 一番伝えたいことは何かを常に意識する

　もう1つ重要なポイントは、情報は「新しいこと」、「タイムリーであること」です。情報の提供先として会議の場がありますが、実績報告として「2か月前は赤字だった」、「半年前は忙しかった」といった"思い出話"が中心になっていることが多いのではないでしょうか。実際に医事統計や経理の収支集計はレセプト請求や薬・材料の購買情報などが把握できてからでなければ集計できないため仕方のない部分もありますが、タイムリー

で「今」を感じることができる情報提供を行うことで、現場の活性化を促すことができます。私はこれまで指標を用いたベンチマークや具体的な評価を行うことで、業務改善につながる対策が話し合われるケースを数多く見てきました。

　どのような形で提示するにしても「一番伝えたいことは何か」を常に意識することが大切です。そして客観的に分析し、主体的に対策を行うことを心がけましょう。情報提供をして、そのまま投げっぱなしでは無責任です。改善や対策が必要なものについてはともに考え、いくつかの試案を積極的に提案します。具体的な提案があればイメージがつきやすくなるからです。もちろん、提案が否定的に受け取られることもあるでしょう。しかし、そのことによってより議論が深まっていくこともあります。多くの方から意見を引き出したとしたら、それは大きな成果だったといえます。よりよい対策を導き出すために、あえて逆説的な提案を行うこともありますが、あまり奇をてらわず、理想的な形をイメージできるような対策を提案することが大切です。

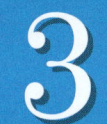

さまざまな表現手法を用いた可視化

❶ 見せ方を変えることで気づきを促す

　前項で診療待ち時間調査について、結果を表形式からグラフに変えた事例を紹介しました。このように文章より表、グラフ、ベン図（複数の集合の関係や集合の範囲を視覚的に図式化したもの）や概略図などを用いた可視化により、効果的に情報を伝える方法も重要です。形を変え、見せ方を変えることで気づきを促す効果もあります。また、職種の特性を理解した可視化を行うことも重要なポイントです。

　簡単な例で見てみましょう。平均在院日数と入院単価には相関があることはよく知られていますが、これを使用目的別にいくつかのパターンで表したものが図表2-5です。

　まず、折れ線グラフ（上）で表現したものがあります。これは看護部に対して提示したものです。常にバイタルを時系列で確認している看護師にとって折れ線グラフは最も親しんでいるグラフですし、その動きには敏感に反応します。平均在院日数が伸びると入院単価が下がっていくという仕組みをグラフから正確に読み取ることができます。

　傾向や分布、項目間の相関を見ることができる散布図（中央、下）は医師に好まれるグラフです。医師は患者さんの診断を行う際に、所見や検査結果を参考にし、標準と異なっていたり、変化が大きいなどいつもと違う部分や関連しているデータを見て診断を行います。平均在院日数の変化が入院単価にどの程度の影響を及ぼすのかといった視点で関係性を把握しやすいのがこの散布図の特徴であるため医師には見やすいのだと思います。

　また、事務系の管理者には項目が1対1で把握できるような分布図や一覧表が喜ばれます。その場で電卓をたたきながら検証したり、単価があと1,000円高かったらいくら収入が増えたのかなどのシミュレーションを行う際に使いやすいことも大切なポイントです。グラフには注釈を付けたり、

図表2-5 ● 多様な表現手法の活用

対象者や目的によって表現を変える

平均在院日数と入院単価の関係
推移を見るのか
傾向を見るのか
バラつきを見るのか

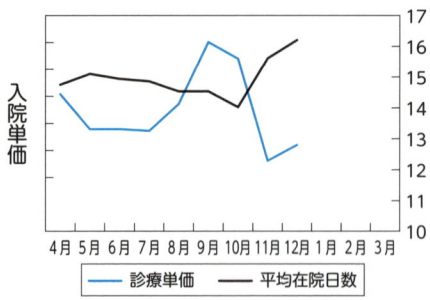

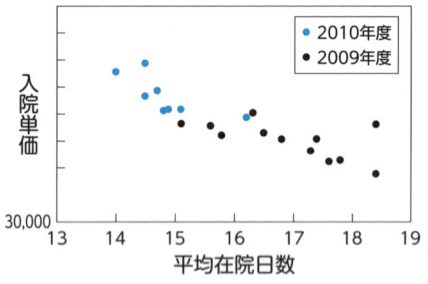

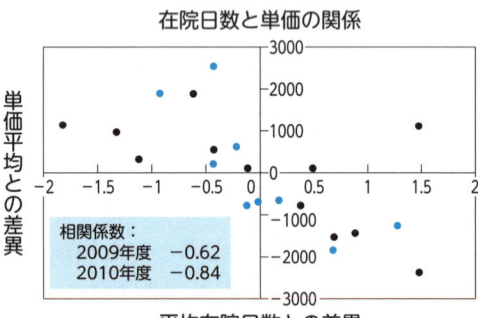

在院日数と単価の関係

相関係数：
2009年度 −0.62
2010年度 −0.84

強調するために色を変えたり、イメージが膨らむように視覚化することも効果があります。

❷ バブルチャートを活用した視覚化

　もう1つ事例を紹介しましょう。診療科別の入院外来患者数の実績を前年度と比較する場合の表現方法です。診療科別の実績を会議で報告する際に、図表2-6のような表形式のものを利用して、ときには医事課長が読み上げるケースもあると思います。実績報告では正確な数値を報告することがとても重要です。しかし、このままで本当に実績を把握できるでしょうか。増えているのか減っているのか、何か特徴的な事態が起こっているのかどうかを視覚的に把握するために、図表2-7のようなグラフ（バブルチャート）に展開してみましょう。横軸は1日平均外来患者数、縦軸は1日平均入院患者数、バブルの大きさは稼働額の合計です。矢印で結ばれているグレーのバブルがその診療科の前年同月の実績です。

　このようにグラフにするとA診療科は外来数があまり変わらず、入院患者数が増え、稼働額が大きくなったことがひと目でわかります。B診療科の外来患者数が増えたこと、D診療科が外来患者数は増えたものの入院患者数が減少し、稼働額が小さくなっていることもわかります。

　表形式では患者数が大きく、病院全体への影響も大きい診療科に注目が集まりますが、このように診療科ごとの動きを表現すると稼働額が小さいH診療科が、今年は入院の受け入れを始めた効果で昨年に比べて稼働額が大きくなっていることがはっきりわかります。全体の動きも大切ですが、個々の動きにも着目し、規模にかかわらず実績を評価することが大切です。このようにひと目で全体の動きを把握できる可視化が情報を伝えるうえでとても重要なポイントになります。

図表2-6 ●診療科別実績表の一例

(千円)

科目	基本料	投薬量	注射料	検査料	手術料	画像診断量	その他	合計
内科	7,500	340	750	600	0	330	650	10,170
外科	10,600	150	350	400	3,000	500	1,300	16,300
眼科								
皮膚科								
○○○								
合計								

図表2-7 ●診療科別実績前年度比較グラフの一例

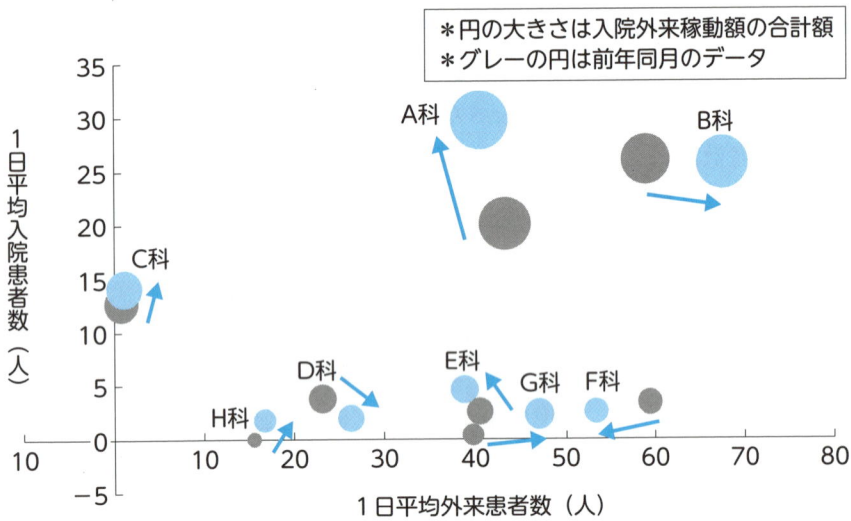

Column ❶
実績データを活用した在院日数短縮へのアプローチ

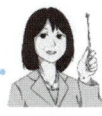

● ある病院のDPCの6桁病名別症例数トップ15

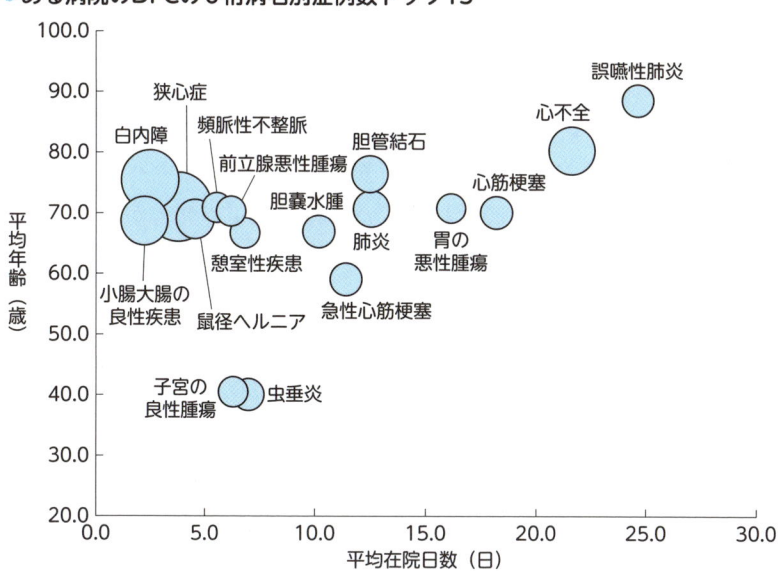

バブルチャート：
- 誤嚥性肺炎
- 心不全
- 狭心症
- 頻脈性不整脈
- 白内障
- 前立腺悪性腫瘍
- 胆管結石
- 胆嚢水腫
- 心筋梗塞
- 肺炎
- 胃の悪性腫瘍
- 憩室性疾患
- 小腸大腸の良性疾患
- 鼠径ヘルニア
- 急性心筋梗塞
- 子宮の良性腫瘍
- 虫垂炎

縦軸：平均年齢（歳） 20.0〜100.0
横軸：平均在院日数（日） 0.0〜30.0

「病院全体の平均在院日数を1日短くしましょう」という方針が示されたとします。さて、どうしますか。

全診療科の平均在院日数を1日短くするのは現実的ではないことは明らかです。そのため病院全体の在院日数に最も影響を及ぼす症例数の多い疾病について検討します。

グラフはDPCの6桁病名ごとに症例数、平均年齢、平均在院日数を計算してバブルチャートで表現したものです。このように可視化すると、誤嚥性肺炎は平均年齢も高く、在院日数も他の疾病に比べて長いことや、虫垂炎は比較的若い方が罹患していることがひと目でわかります。

疾患によっては十分にパス化が進んでいて、標準的な在院日数になっているものもあるでしょう。また、年齢構成が高く在院日数のコントロールが難しい疾患もあります。自院の疾患構成、年齢構成を把握して、パスの見直しが可能なものを見つけ出していくことから始めましょう。

4 情報提供から課題抽出へ

❶ 定点ではなく時系列による現状分析が必要

　情報提供では「今」を感じることができるかどうかも重要です。これまでの動きを把握し、これからの動きが予測できる、つまりベクトルを意識した情報提供です。一般的に行われている報告は定点報告が多いと思います。常に動いている現場の実績を把握するためにある一時点での数値を定期的に測定する方法がとられてきました。

　たとえば、昨日は100人、今日は103人といった具合です。もちろん重要な記録ではありますが、現状の課題抽出という視点で考えると、定点ではなく時系列による現状分析が必要になってきます。1日平均入院患者数と入院診療単価を例に見てみましょう。

　図表2-8は1日平均入院患者数の推移を表したグラフです。4月と8月、9月の1日平均入院患者数はほぼ同じで、入院患者数だけを見ていれば、「6月以降少なくなっていた入院患者数は8月でほぼ回復した」という見方になります。しかし、図表2-9のように入院診療単価の動きも合わせて見てみると「4月以降診療単価が上がるに連れて1日平均入院患者数は減少し、単価が下がると患者数が増加する」という動きが見えてきます。複数のデータをまとめることで、この動きの背景には何があるのかという課題を抽出することができます。

　また、図表2-10のように平均在院日数と1か月の新入院患者数の推移を合わせてみると、新入院患者数が少ない月は稼働率を維持するために在院日数を延ばしている可能性と、そのために診療単価が下がっている可能性が見えてきます。これは病院にとって大きな課題です。疾病構成に大きな変化がないのに平均在院日数が短くなるということは、診療の標準化が進み、バリアンス（短期間で長期的期待値や平均値から逸脱したかを計る尺度）が減少し、診療の質が上がっているという評価になります。在院日

❹ 情報提供から課題抽出へ

図表2-8 ● 1日平均入院患者数の推移

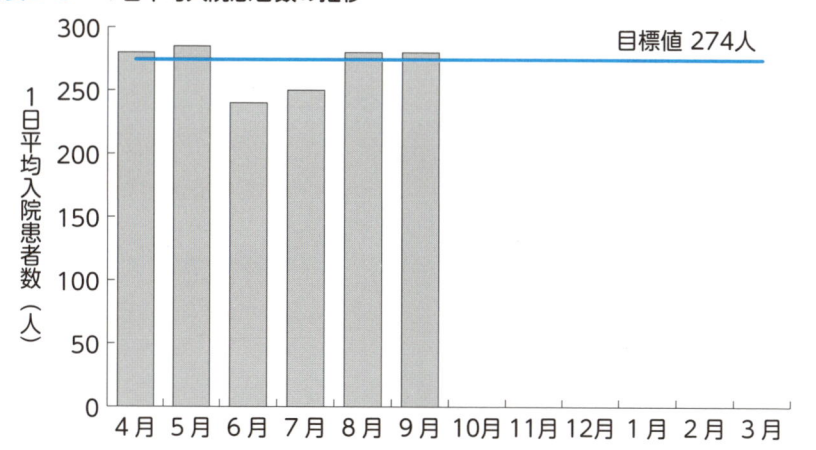

図表2-9 ● 入院診療単価と1日平均入院患者数の推移

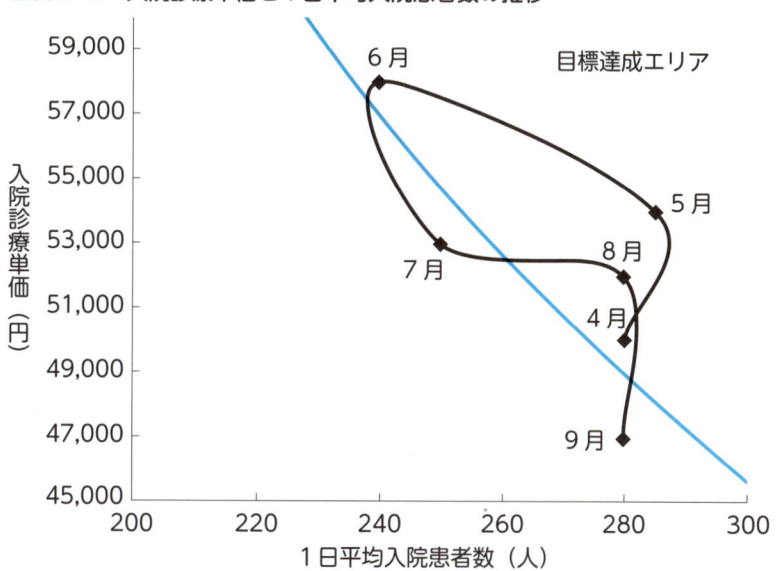

第2章 院内情報の戦略的な活用法

図表2-10 ● 新入院患者数と平均在院日数の推移

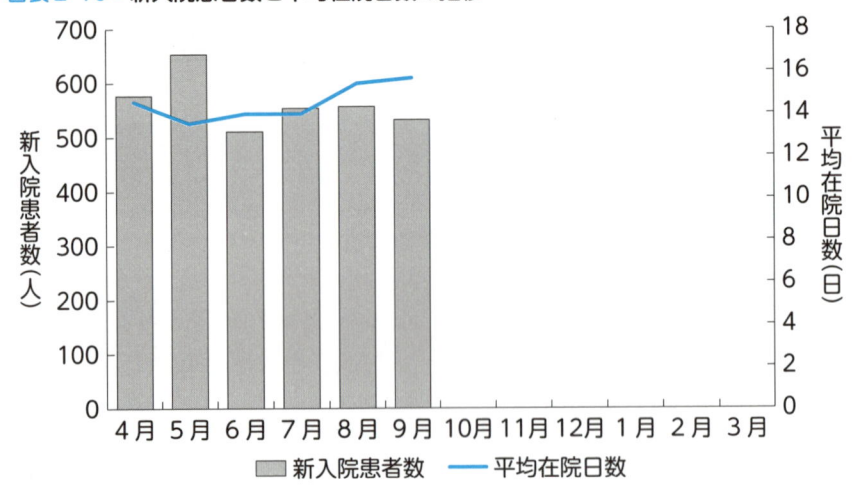

数が短くなった場合、これまで以上の新入院患者が得られなければ病院の稼働率は下がってしまいます。

❷ 課題を抽出し、解決策を皆で共有する

　この病院の場合、要因は疾病の季節変動によるものかもしれませんが、いずれにしても「新入院患者を自分たちの力で増やすことができていない」という大きな課題があることがわかります。適正な在院日数と必要な稼働率を維持するために毎月、あるいは毎日何人の新入院患者がいればよいのか、地域連携やプロモーション活動を行って、どのようにして患者数を確保するのかを考えていく必要性が見えてきます。

　このように情報提供は単に実績の報告ではなく、どこに問題があり、何が課題で、どのような解決策が考えられるかを皆で共有し、実際に具体的な行動に移していくための原動力になるものであることが重要です。

5 情報の組み合わせによる多角的な分析

❶ 現状をより具体的に把握する

　情報の可視化の有効性についてお話しましたが、さらにさまざまな情報を組み合わせると多角的な視点での分析ができるようになります。データは組み合わせ方によって、見えてくるものが違ってきます。診療科の実績を平均在院日数や延べ患者数、手術件数などの実績数値、稼働額の内訳と合わせて見てみましょう。

　図表2-11は1か月の稼働額を診療区分ごとに積み上げた棒グラフで表し、その上から延べ入院患者数を折れ線グラフで重ねたものです。2011（平成23）年7月と8月のように延べ患者数がほぼ同じでも稼働額に差がある月があります。この2か月の稼働額の内訳をみると手術料に大きな違いがあり、7月と8月の全体の収入額の違いは手術料の違いによるものであることがわかります。

　また、延べ患者数が大きく増えている2012（平成24）年10月と11月は、延べ患者数と比較して稼働額のほうの伸びが鈍いことが読み取れます。これも手術料の伸びが大きく影響しています。仮に、この2か月の手術件数が同じだった場合、どのような要因が考えられるでしょうか。こうした場合、手術の内容まで調査を行うことで疾患や術式の違いが見えてくるはずです。このように一方向からの情報だけでなく、多角的に情報を集めることで現状をより具体的に知ることができます。

❷ 病棟の忙しさも可視化できる

　情報を組み合わせることで病棟の忙しさを可視化することもできます。図表2-12は各病棟の1か月の入院・転入の取り扱い数を病床数で割った指標です。病棟の忙しさはこれだけで測れるものではありませんが、患者さんの受け入れ時は多くのスタッフがかかわり、患者さんや家族への説明、

図表2-11 ● 診療区分ごとの稼働額と延べ入院患者数の推移

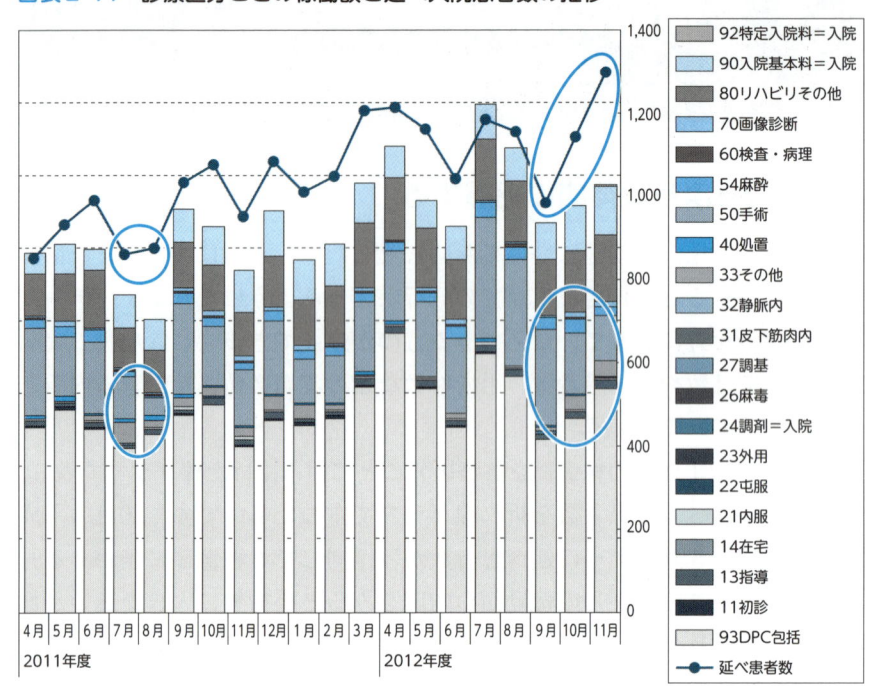

医師のオーダーや禁忌事項の確認などがあり、忙しさの1つの指標になると思います。実際に稼働率90％でも新入院が少ない病棟と、稼働率60％程度でも新入院が多い病棟では忙しさの質が違います。この忙しさを可視化することで病棟の状況を把握することができます。

働いている病棟のスタッフにとってはなかなか数値化されない「忙しさ」を指標として可視化することで、他の病棟、部門に対して自分たちの貢献度を伝えることができ、職員の満足度向上にもつながります。

この他にも、入院単価と病床回転率、看護必要度と転倒事故の発生率など、さまざまなデータを組み合わせて多角的な分析を行い、視点を変えることで、新たな気づきを生み、課題の抽出や対策の立案につなげることができます。

図表2-12●病棟の忙しさを可視化したグラフ

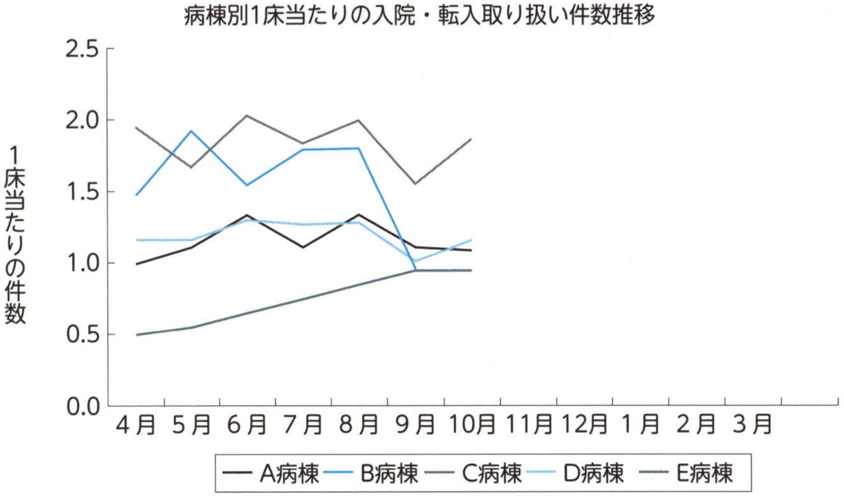
病棟別1床当たりの入院・転入取り扱い件数推移
1床当たりの件数
2.5
2.0
1.5
1.0
0.5
0.0
4月 5月 6月 7月 8月 9月 10月 11月 12月 1月 2月 3月
A病棟 B病棟 C病棟 D病棟 E病棟

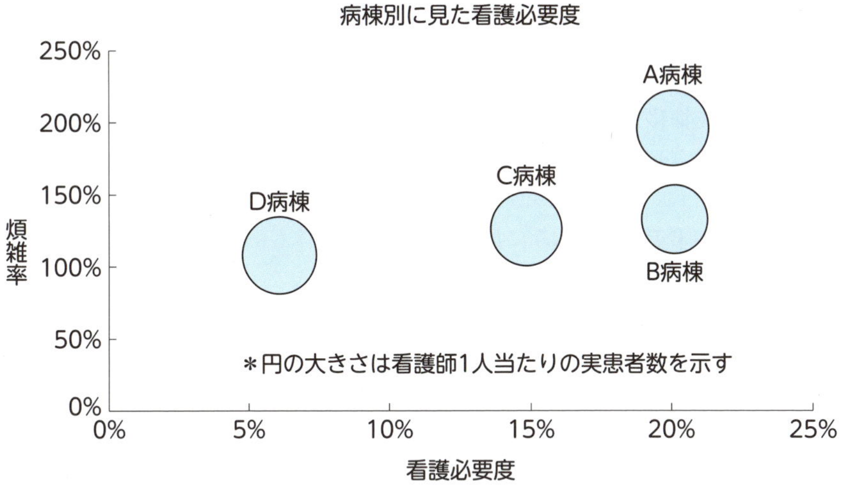
病棟別に見た看護必要度
煩雑率
250%
200%
150%
100%
50%
0%
0% 5% 10% 15% 20% 25%
看護必要度
A病棟
B病棟
C病棟
D病棟
＊円の大きさは看護師1人当たりの実患者数を示す

Column ❷
医師がインフルエンザにかかると150万円減収!?

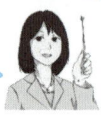

●訪問診療の訪問件数と稼働額

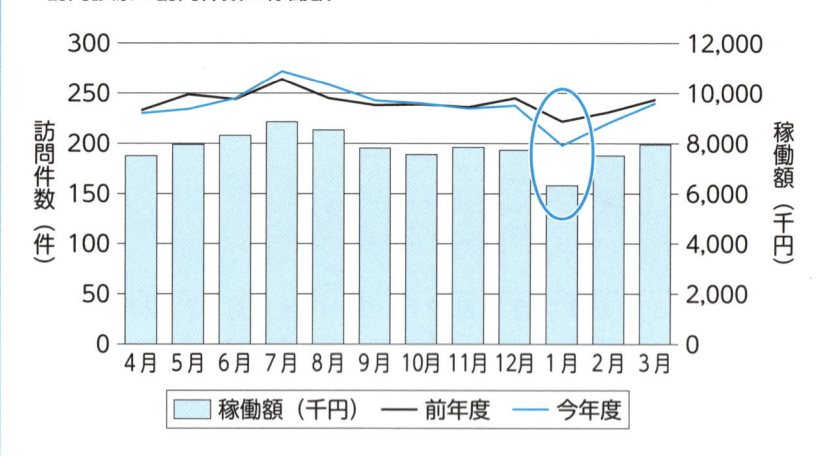

（グラフ：訪問件数（棒グラフ、左軸、件）と稼働額の前年度・今年度推移（折れ線、右軸、千円）、4月〜3月。1月の今年度が大きく落ち込んでいる）

凡例：稼働額（千円）／前年度／今年度

　グラフはあるクリニックの訪問診療の実績です。訪問件数は前年度とほぼ同程度で推移していましたが、1月は実績が大きく落ち込み、稼働額は前後の月より150万円ほど下がっていました。さて、要因は何だったのでしょうか。
「1月は年末年始のお休みに加え、月半ばに連休もあったし、訪問が少なかったから？」
　このような一般的な要因が挙げられました。しかし、前年度に比べて落ち込みが大きく、「それ以外の要因があるのでは？」と思いクリニック側に確認してみました。
　実は訪問診療を行っている医師がインフルエンザに罹患し、「1週間訪問に行けなかった」ことがわかりました。そのため実績が大きく落ち込んだのです。もちろん、他の医師や看護師のフォローはあったようで、皆忙しい1か月だったという内情も聞くことができました。データと一般的な状況判断だけで報告をしなくてよかったという事例です。
「医師1人がインフルエンザにかかると、150万円減収する」という伝説が生まれました。

6 情報を原動力にPDCAサイクルを回す

❶ アクションのあとの客観的な評価が重要

　図表2-13のように、情報の効果的な活用で課題を抽出し、対策を立案して実行していくことで、いわゆるPDCAサイクルが回っていきます。このサイクルのなかで最も重要なポイントはアクションのあとの評価です。客観的な評価は次の行動につながっていきます。

　たとえば、後発医薬品の採用率を増やす取り組みを行った場合の評価方法です。後発医薬品の採用は、薬剤部にとっても現場の看護師にとっても、大きな負担になります。事前の調査や医局への説明、患者さんへの説明も必要ですし、何より薬品の管理が煩雑になります。現場の看護師も薬品名が変わることで誤薬のリスクが増します。この取り組みを毎月の会議で報告する際に、品目数の報告だけでなく、後発医薬品に切り替えたことでいくらの経済的効果があったか、また、誤薬のインシデントの報告に変化があったかなども合わせて報告することで、取り組みを評価していきます。このことが職員のモチベーションにも効果的に働き、次の行動への原動力となります。

❷ 情報こそがPDCAサイクルを回す原動力

　情報を一元管理して現状を把握し、客観的で的確な分析を行い、ビジョンに基づく戦略的な対策を立案します。その対策の目的を職員に十分に伝えて病院としてのベクトルを揃え、一体感を持って実施し、結果を迅速に評価して現場にフィードバックする。このサイクルを回していくことで病院は活性化していきます。そして、このサイクルを回す原動力は有機的に結合された「情報」なのです。

図表2-13 ● PDCAサイクル

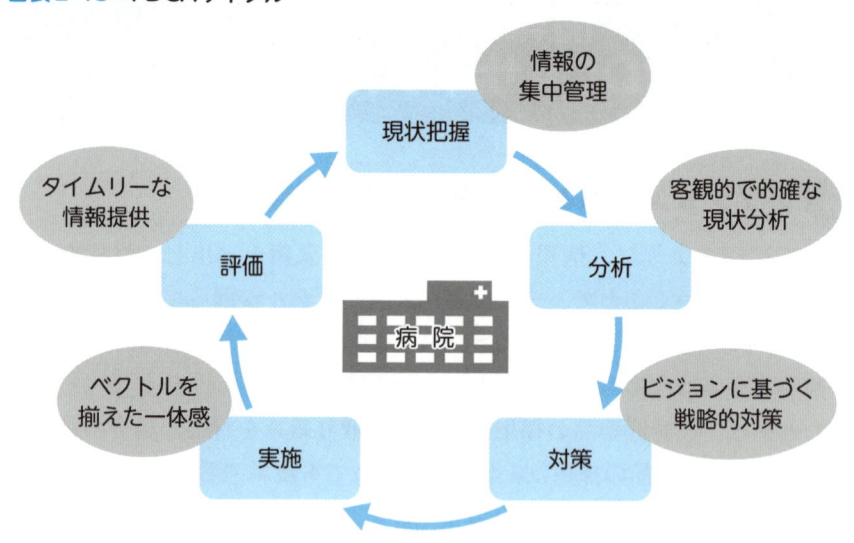

- 現状把握 — 情報の集中管理
- 分析 — 客観的で的確な現状分析
- 対策 — ビジョンに基づく戦略的対策
- 実施 — ベクトルを揃えた一体感
- 評価 — タイムリーな情報提供

病院

7 ベンチマークと質の指標としての情報の活用

❶ 目標とするモデルを明確にしたベンチマーク

　情報の可視化、数値による目標管理を進めていくと、数値目標ばかりに目がいってしまい、本来の実績評価の目的を見失ってしまうことがあります。何のために、どこを目指している目標なのかを見失わないために、常にベンチマークを定めておくことが大切です。

　ベンチマークとは平均値との比較のことではありません。目標としているモデルと比較することで自分たちに足りない部分を確認したり、目標に到達するための手法（プラクティス）を手本としていくことです。つまり、目指す姿が明確になっていないとベンチマークはできません。

　たとえば、自分たちの病院で両目の白内障の手術をした患者さんの平均在院日数が14日であり、同規模の別の病院が7日だった場合、やはり何らかの診療方法の違いがあるはずです。このような場合に平均在院日数7日の病院の診療パスをベンチマークとして自分たちの病院の診療パスを見直していきます。手術室のスケジュールとして眼科の手術が週に1回の病院と週に3回の病院では在院日数に大きな違いが出てきます。ベンチマークした病院の手術室のスケジュールを自分たちの病院のスケジュールに取り入れることで、目標とする平均在院日数を実現することができるでしょう。

❷ 情報をQIとして活用する

　情報の活用についてもう1つ紹介します。QI（Quality Indicator：質の指標）としての活用方法です。

　第1章の医経分離の項で医療機関の業務の2つの柱として、診療中心の業務と経営管理中心の業務があることを示しました（21ページ参照）。診療中心の業務は病院の本業である医療提供そのものです。診療マネジメントとしては、医療提供体制の整備、技術の向上、標準化や低侵襲化、医療

機関としての専門性向上などがあり、「医療の質」が求められる部分です。
　もう一方の経営管理中心の業務は、組織そのもののマネジメントです。これは診療中心の業務を行うために最高の舞台を整える業務であり、人材育成、職場環境整備などの目に見えるところから、消費税対策や災害対策などの将来のリスクに備えることなど、目に見えにくいところまでを行うもので、こちらは「経営の質」にかかわってきます。
　病院に求められる「経営の質」とは、「病院が長期にわたって患者さんの求める価値を創出して、地域社会への貢献を維持するための仕組みのよさ」です。そのためには、病院がよい医療を提供するためによい舞台を整え、地域社会のために継続していくことができる仕組みをきちんと整備していることが重要です。患者さんが安心して医療を受けることができることと、医療従事者が患者さんにとって最善の医療を提供できるようにすることの両輪を整える必要があります。

❸ 医療の質とCS & ESの関係

　医療の質について少し詳しく見ていきます。医療の質は単に治療成績の向上、標準医療への準拠率だけではありません。医療の質は患者視点と医療者視点の両側から見ていく必要があります。患者視点では安全性、十分な説明を受けることでのコンプライアンス向上、早い回復、丁寧な対応など医療提供を受ける側の満足度（CS）が増すことが質の評価になります。医療者視点では安全な提供体制の充実、技術の向上へのサポート体制、ワークライフバランスなど提供する側の満足度（ES）が増すことが質の評価になります（図表2-14）。
　この定性的な満足度を客観的に測る指標として用いられているのが、QIです。標準医療への準拠、治療成績、医療安全、技術向上、ワークライフバランス、満足度などを「数値的な表現」で評価し、時系列で把握して改善に活用していくことが大切です。このQIも院内にあるデータを組み合わせることで作成できます。医療の質は構造（ストラクチャー）、過程（プロセス）、結果（アウトカム）の3つの側面から評価します（図表2-15）。

図表2-14 ● 医療の質とCS＆ESの関係

患者視点 — CS（患者満足）: 医療安全、十分な説明、早い回復、痛みのない治療、丁寧な対応 など
医療者視点 — ES（職員満足）: 医療安全、技術向上、認定取得、ワークライフバランス、インセンティブ など

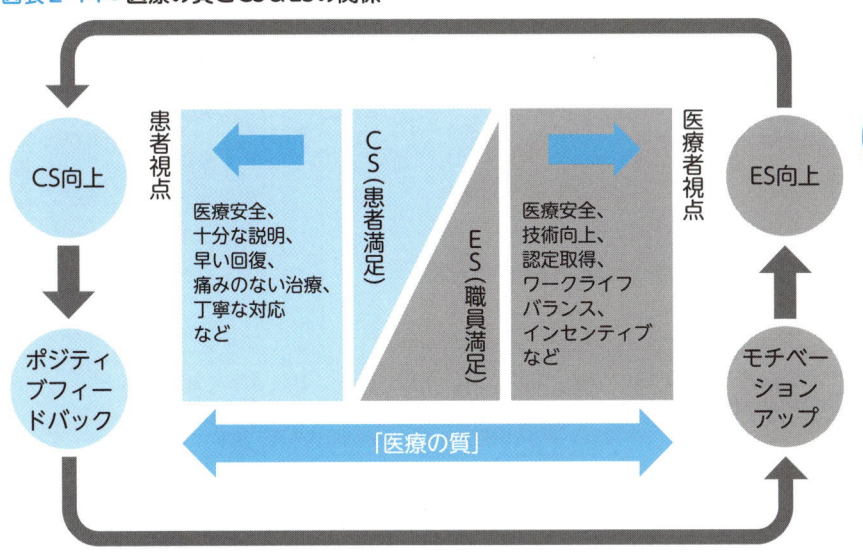

CS向上 → ポジティブフィードバック
ES向上 → モチベーションアップ

「医療の質」

図表2-15 ● 医療の質の3側面

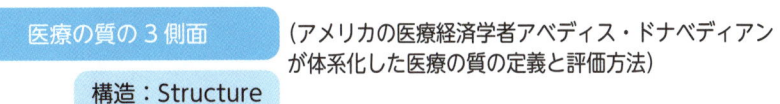

医療の質の3側面（アメリカの医療経済学者アベディス・ドナベディアンが体系化した医療の質の定義と評価方法）

- 構造：Structure
- 過程：Process
- 結果：Outcome

Outcomeの6D

- Death　　　　　：生死にかかわる指標
- Disease　　　　：身体徴候、検査所見
- Discomfort　　 ：自覚症状
- Disability　　　：身体機能
- Dissatisfaction ：患者の満足度
- Destitution　　 ：医療費

❹ 関連指標を組み合わせ、より深い質の評価につなげる

　結果指標の一例を示しましょう。図表2-16の折れ線グラフはある診療科の6週間以内の再入院率の推移を示しています。グラフを見ると、この診療科の再入院率は徐々に低くなってきています。ベンチマークにしてい

図表2-16 ● 平均在院日数と6週間以内の再入院率の推移

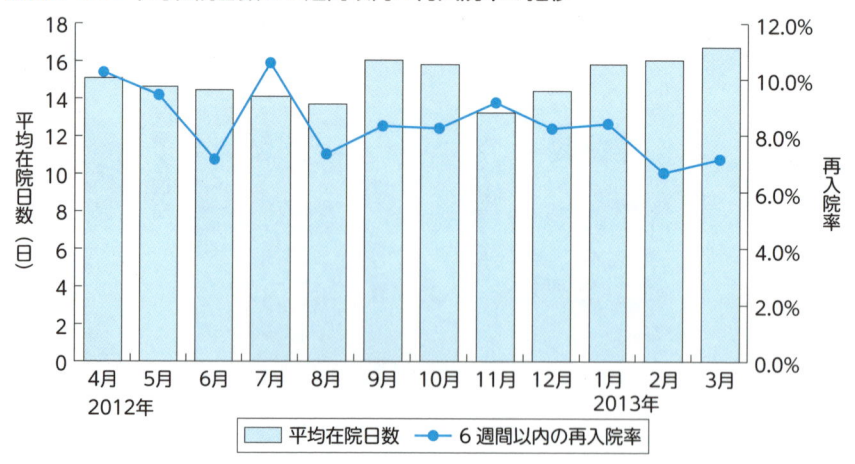

るのは前年度の実績です。この指標に平均在院日数を合わせて時系列で見てみると、再入院率が低くなるにしたがって、平均在院日数が長くなってきていることがわかります。

　この結果をどう見るかはこの診療科が扱っている疾患にもよりますが、これまで、患者さんにとってよい結果であると考えていた早期退院が、早すぎることで再入院につながっていた可能性が見えてきます。このようにQIも1つの指標だけを取り上げるのではなく、いくつかの関連する指標を組み合わせることで、さらに深い質の評価ができるようになります。

　DPC病院であれば簡易診療録である「様式1」を作成しています。この様式1のデータを用いて簡易なQIを作成することも可能です。この場合、入力の基準が全DPC病院で統一されているため、作成したQIを他の病院と比較することも容易にできます。しかし、医療の質の評価はあくまでも自院の実績を時系列で把握して、自院の改善活動に活かしていくことが目的です。目標とする指標をしっかりと定めていくことを心がけましょう。

第3章

事業計画の立案と予算＆実績管理

1 事業計画と中長期計画の立て方

❶ 事業計画には"今年やること"を盛り込む

　経営企画部門の重要な役割の1つに中長期的な視点での経営管理があります。その中心になるのは事業計画と予算管理です。ここからはその2つについて考えていきます。

　まず、事業計画とはどのようなものでしょうか。一般的には事業の目標を実現するための具体的な行動を示す計画で、1～5年後の目標や戦略・戦術等を文書化したものです。医療機関の場合はそもそも「事業」という捉え方ではないので、企業の事業計画のようには表現できないものもありますが、次年度の事業計画や中長期計画を作成している医療機関は少なくないと思います。

　ここであまりよくない事例を1つ紹介します。ある医療機関の次年度の事業計画で、次年度の目標は「地域の方々に信頼される病院」、具体的施策が「救急受け入れ体制を強化する」と「健全経営を維持する」というものでした。この事業計画はもう何年も続けているそうです。

　これは極端な例ですが、この事業計画には中長期的視点が薄く、現状の業務を滞りなく行い続けるという印象が強くなっています。来院した患者さんのニーズに応える医療を提供し、社会的責任を果たすという基本業務を大切にすることは重要ですが、これからは医療機関を取り巻く環境が大きく変わり、少子高齢社会に向けた医療提供を求められます。自分たちの病院がどのような役割を果たす病院になっていくか、どのような機能を備えていくかを考えるなかで、「今年やること」を事業計画のなかに盛り込んでいくことが重要です。

❷ BSCを活用した中長期計画の立て方

　それでは中長期計画はどのように作成するのでしょうか。中長期計画と

図表3-1 ● 理念と計画をつなぐ戦略過程

①理念 → ②ビジョン → ③戦略 → ④戦術 → ⑤計画

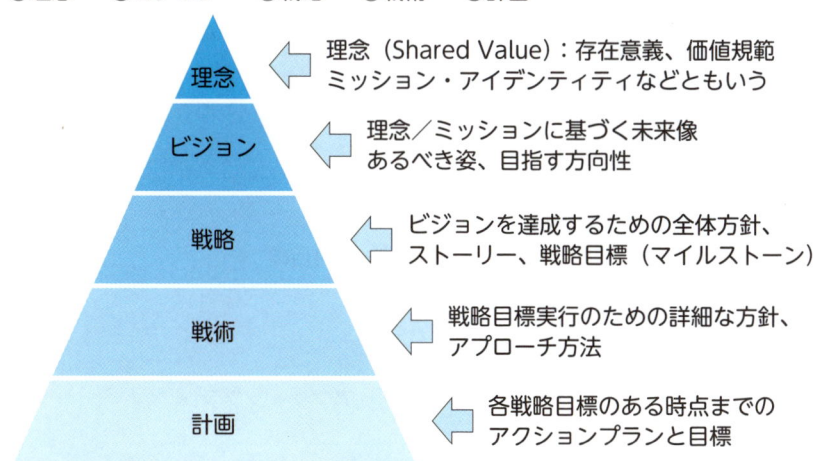

理念	理念（Shared Value）：存在意義、価値規範 ミッション・アイデンティティなどともいう
ビジョン	理念／ミッションに基づく未来像 あるべき姿、目指す方向性
戦略	ビジョンを達成するための全体方針、ストーリー、戦略目標（マイルストーン）
戦術	戦略目標実行のための詳細な方針、アプローチ方法
計画	各戦略目標のある時点までのアクションプランと目標

は5年以内ほどの間に達成したい目標に対しての計画です。いきなり真っ白な紙に項目番号を書いて計画をつくっていくと偏りも漏れも出てしまいます。まずは全体を整理しながら、目標を定めて計画を作成していくことが重要です。ここではBSC（Balanced Scorecard：バランスト・スコアカード）を活用して中長期計画を作成する方法を紹介します。BSCとは1992（平成4）年にロバート・S・キャプランとデビッド・P・ノートンがアメリカの経営学雑誌『ハーバード・ビジネス・ビュー』に発表した手法で、因果連鎖を重視した戦略的マネジメントシステムです。

第1章で述べた通り、理念をいかに具現化して実行するかということを常に念頭におかなければ、経営管理の軸はぶれていってしまいます。自分たちの病院が掲げている理念に則った計画を立てるためにBSCの手法を活用します。

ここで少しだけBSCで使われる言葉の整理をします。図表3-1は理念と計画をつなぐ思考過程を表現したものです。「理念（Shared Value）」は存在意義、価値規範を意味しています。ミッション・アイデンティティなどと表現されることもあります。そして、その理念に基づく未来像、あるべ

図表3-2 ●BSCにおける表現

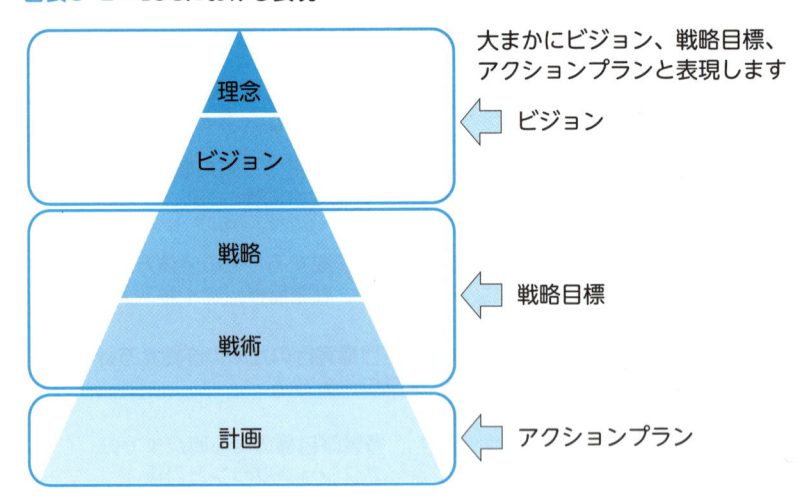

```
         理念
         ビジョン           ← ビジョン    大まかにビジョン、戦略目標、
                                         アクションプランと表現します

         戦略
         戦術              ← 戦略目標

         計画              ← アクションプラン
```

き姿や目指すべき方向性を「ビジョン」といい、理念を実現するための大きな目標という捉え方になります。そして、そのビジョンを達成するための全体の方針、ストーリーを「戦略」といい、戦略目標（マイルストーン）を実行するための詳細な方針やアプローチ方法を「戦術」、各戦略目標を実行していく1つひとつのアクションプランと目標を「計画」といいます。

　BSCではこの思考過程を大まかに捉えて理念とビジョンを「ビジョン」、戦略・戦術を「戦略目標」、計画を「アクションプラン」と表現して展開していきます（図表3-2）。理念に基づくビジョンの達成のために、いくつかの戦略目標を立てて進めていくイメージです。簡単な事例を用いながら、手法を説明します。

❸ BSCを構成するフレームワーク

①内部・外部環境を分析するSWOT分析

　ビジョンを実現可能な目標に翻訳するためのBSCには内部・外部の環境を分析して戦略目標を立てるための「SWOT分析」、戦略目標の因果関係を可視化する「戦略マップ」、戦略目標ごとにアクションプランを作成し、進捗管理を行う「スコアカード」の3つのフレームがあります（図表3-3）。

図表3-3 ● BSCを構成する3つのフレームワーク

ビジョンを実現可能な目標に翻訳するためのフレームワーク「SWOT分析」「戦略マップ」「スコアカード」の3つが揃って初めてBSCである

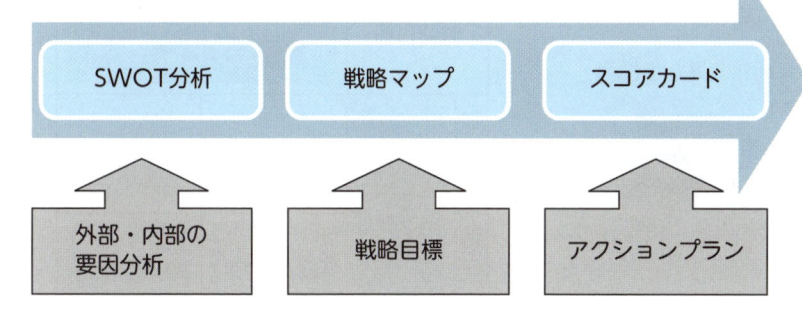

SWOT分析	戦略マップ	スコアカード
↑	↑	↑
外部・内部の要因分析	戦略目標	アクションプラン

フレームワークとは
意思決定を行う際の考え方の整理、アイデア、思想などをまとめたもの。開発の進め方の標準化された作法

　SWOT分析は今の環境（現状）を内部環境、外部環境から把握する方法です(図表3-4)。内部環境についての強み（Strengths）、弱み（Weaknesses）、外部環境についての機会（Opportunities）、脅威（Threats）を抽出して分析を行う手法です。この4つのカテゴリーの頭文字をとって、SWOT分析といいます。

　内部環境は自分たちの病院内部の状況のことで、これは客観的に資源供給状態として捉えると展開しやすくなります。たとえば、人的資源が充足しているか不足しているか、病床が資源として活用できているかどうか、危機管理の仕組みがあるかどうかなどです。

　外部環境については、自分たちの病院の周辺環境から社会保障制度の方向性など政策の動向、人口推計などのマクロ的なものまで幅広くあります。そのなかで自分たちの病院にとって有利なもの、自分たちの力でコントロールができるものを「機会」、負の影響を及ぼすものを「脅威」と捉えて展開します。たとえば、すぐ近くに新しく回復期リハビリテーション病院が開設するとします。この新病院が自分たちにとって機会になるか脅威になるかは、自分たちの病院との関係で変わります。自分たちが急性期の病院で転院先の病院に苦慮している場合は機会になりますし、自分たちも回

図表3-4 ● 市場環境分析、市場機会の発見の手法

今の環境（現状）を内部要因、外部要因双方から把握するSWOT分析

		機会 O	脅威 T
戦略目標		外部環境	
強みS	内部環境	積極攻勢	差別化
弱みW		弱点対策	リスク回避

国の医療政策
地域で果たす役割
自院の機能、実績、ビジョン

強み(Strengths)
弱み(Weaknesses)
機会(Opportunities)
脅威(Threats)
の頭文字の略

		機会 O	脅威 T
戦略目標		外部環境	
強みS	内部環境	強みで機会を鍛える	強みで脅威を跳ね返す
弱みW		弱みで機会を逃がさないようにする	弱みと脅威が重なって最悪の事態になることを避ける

復期リハビリテーション病床を持っていて、さらに占床率の維持に苦労している病院であれば脅威になります。

②漏れもダブりもない状態「MECE」

このようにして現在の環境をSWOTに展開していきますが、ここで大切なのは内部環境、外部環境それぞれの2つの窓のなかの項目をMECE（Mutually Exclusive and Collectively Exhaustive）にしておくことです。MECEとは漏れ、ダブりがない状態のことで、機会と脅威に同じものが入らないようにすることです。たとえば「高齢化」というキーワードは医療

図表3-5 ● クロスSWOTで戦略目標を導き出す

戦略目標		機会　O	脅威　T
		人口は減らない地域	近くに病院ができる
強みS	回復期リハ病棟がある	戦略目標1	戦略目標3
弱みW	病床利用率が低い	戦略目標2	戦略目標4

戦略目標		機会　O	脅威　T
		人口は減らない地域	近くに病院ができる
強みS	回復期リハ病棟がある	急性期から回復期までのシームレスな医療提供	良好な連携関係を築いて、回復期患者を受け入れる
弱みW	病床利用率が低い	地域連携の強化	病院広報の強化

需要が増えるという機会の側面と退院調整が難しくなるという脅威の側面があります。仮に「両方の影響がある」として、機会と脅威の両方に入れてしまうと戦略目標がブレる可能性が出てきます。重要なのは影響の範囲と時間、力関係を考慮してどちらかに決めることです。中長期計画であればせいぜい5年以内ですから、その期間での影響として、機会のほうが強いのか、脅威のほうが強いのかを考えて判断します。

③戦略目標を導き出すクロスSWOT

このようにして展開したSWOT分析から戦略目標を導き出す作業をクロスSWOTといいます（図表3-5）。クロスSWOTは内部環境、外部環境

の複数の要素を組み合わせて行いますが、財務、顧客、業務プロセス、学習と成長という4つの視点で作成していきます。財務の視点という表現は病院ではあまり使われませんが、経営安定や増収につながる最終目標という捉え方でもよいかと思います。顧客の視点の捉え方も難しいところですが、患者さんの利益になるもの、職員のモチベーションが上がるものなどと捉えるとわかりやすいでしょう。

　クロスSWOTの基本的な考え方は、機会と強みで「積極攻勢戦略」、脅威と強みで「差別化戦略」、機会と弱みで「弱点対策戦略」、脅威と弱みで「リスク回避戦略」をそれぞれ導き出していきます。難しいのはリスク回避戦略ですが、脅威と弱みが重なって最悪の事態になることを避けるために、積極攻勢に転じる戦略となる場合と選択と集中として何かを手放す戦略になる場合があります。大切ことは常に「ミッションへの道」を意識することです。その戦略が、最終的にミッションを達成する道の1つの通過点になるかどうかを常に考えることです。

④戦略マップを描き、戦略目標を再評価する

　クロスSWOTによって導き出された戦略目標を4つの視点（財務、顧客、業務プロセス、学習と成長）で整理して因果関係を可視化したものを「戦略マップ」といいます（図表3-6）。これが戦略目標を実行していく手順になります。

　そもそも戦略目標は1つひとつがミッションを達成する道の1つの通過点になっているかどうかが重要ですから、この戦略マップに戦略目標を展開したときに、どの目標とも関連（因果連鎖）がないものは、「戦略目標」としてふさわしいかどうかを再評価する必要があります（図表3-7）。取り組みやすい「戦略目標」であっても、当面目標にしているビジョンの方向性から外れていたり、ミッションに向かっていないものであれば、除外しておかなければ全体がまとまらなくなってしまうからです。

⑤具体的なアクションプランをスコアカードにまとめる

　このようにして、戦略目標の関連が整理されたら、次はスコアカードを

❶ 事業計画と中長期計画の立て方

図表3-6 ● 戦略目標を関連づけて戦略マップを作成する

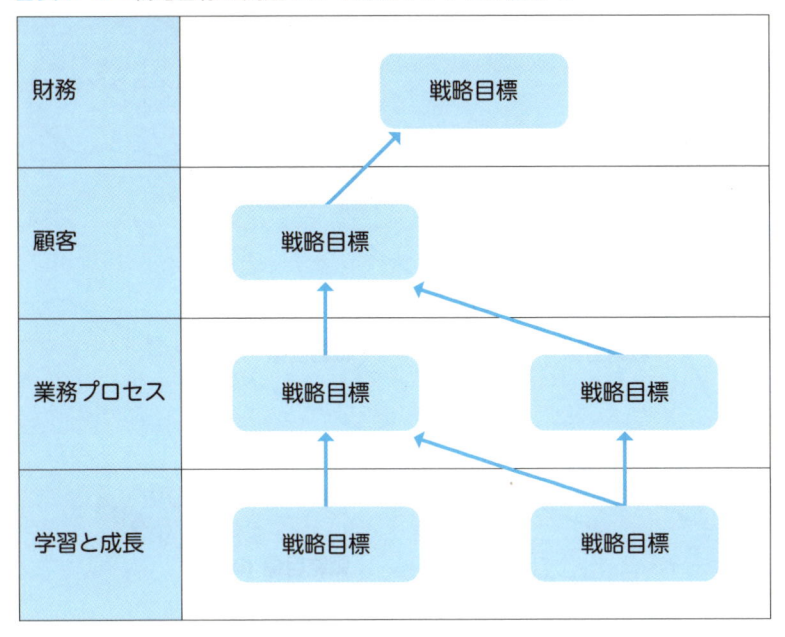

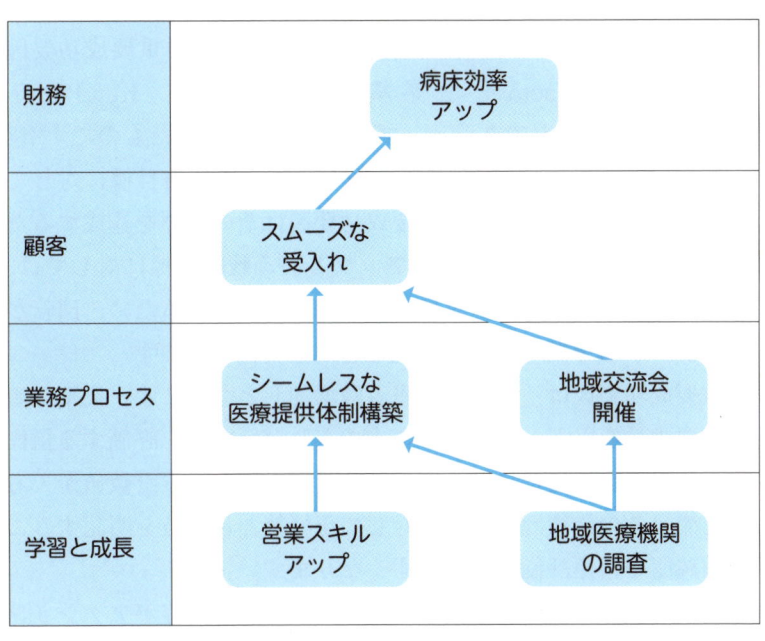

財務	戦略目標
顧客	戦略目標
業務プロセス	戦略目標　　戦略目標
学習と成長	戦略目標　　戦略目標

財務	病床効率アップ
顧客	スムーズな受入れ
業務プロセス	シームレスな医療提供体制構築　　地域交流会開催
学習と成長	営業スキルアップ　　地域医療機関の調査

第3章　事業計画の立案と予算＆実績管理

図表 3-7 ● 戦略目標の再評価

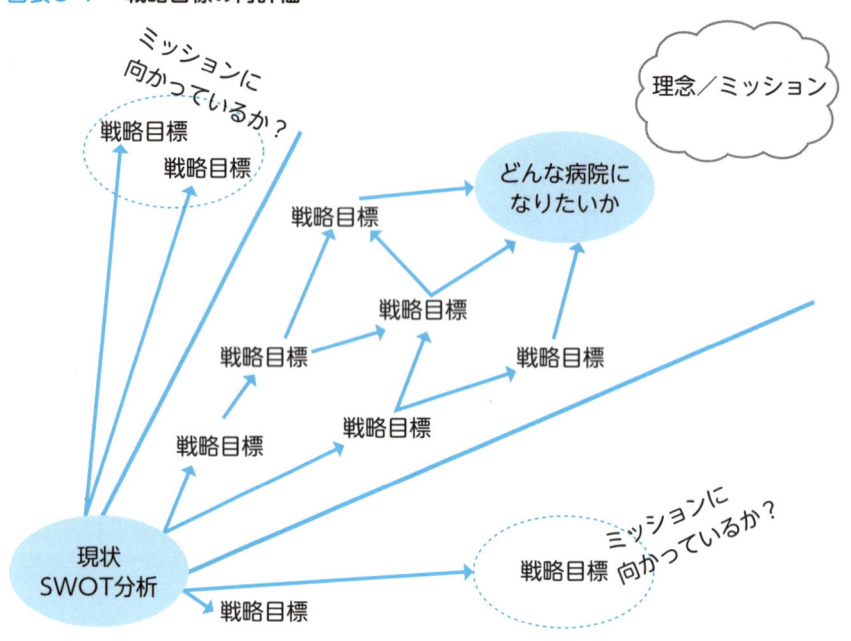

（ミッションに向かっているか？）
戦略目標
戦略目標
戦略目標
戦略目標
戦略目標
戦略目標
戦略目標
戦略目標
戦略目標
現状 SWOT分析
理念／ミッション
どんな病院になりたいか
戦略目標（ミッションに向かっているか？）

作成します。スコアカードとは戦略目標を達成するための重要成功要因（CSF：Critical Success Factors）と業績評価指標（KPI：Key Performance Indicator）、具体的なアクションプランなどをまとめたものです(図表3-8)。4つの視点ごとに戦略目標を配置し、1つの戦略目標に対して1つの重要成功要因を設定します。重要成功要因はその目標を達成するために必要な要素で、たとえば病床効率アップという戦略目標に対しては、在院日数を延ばさずに在院患者数を増やすことが求められるため、回転がよくなった分のベッドを埋める新規入院患者が必要になります。

つまり、重要成功要因は「新規入院患者数増加」となります。業績評価指標はこの重要成功要因がどのくらい達成できればいいかを評価する指標です。新規入院患者数の場合は20％アップや月60人増といった数値が入ることになります。この業績評価指標に対して現状値と目標値を明記することで、進捗の確認や指標評価が行いやすくなります。

そして、この業績評価指標を達成するために実行する内容がアクション

❶ 事業計画と中長期計画の立て方

図表3-8 ● 業績評価指標（KPI）とアクションプラン

視点	戦略目標	重要成功要因（CSF）	業績評価指標（KPI）	現状値	目標値	アクションプラン	実施責任者
財務							

- 重要成功要因（CSF）：戦略目標の達成度に最も影響力のある要因
- 業績評価指標（KPI）：CSFの状態と、戦略目標の達成度合を表す指標 測定可能な数値目標を定める 定性的な指標は評価が難しい
- アクションプラン：戦略目標達成のための方法 実際の業務プラン ミッションやビジョンは入れてはいけない

視点	戦略目標	重要成功要因（CSF）	業績評価指標（KPI）	現状値	目標値	アクションプラン	実施責任者
財務	病床効率アップ	月間新規入院増加	20%アップ	300人	360人	1. 紹介患者数を増やす 2. 救急車の受け入れを増やす 3. 退院調整を行う 4. 病床の回転率を上げる	医事課長
顧客	スムーズな受入	ベッドコントロール	待ち時間10分以内				
業務プロセス	シームレスな医療提供体制構築	院内連携パス					
学習と成長	営業スキルアップ	診療科別営業戦略	全診療科の紹介パンフレット	3/10	10/10		

図表3-9 ● 入院患者数を増やすためのアクションプラン

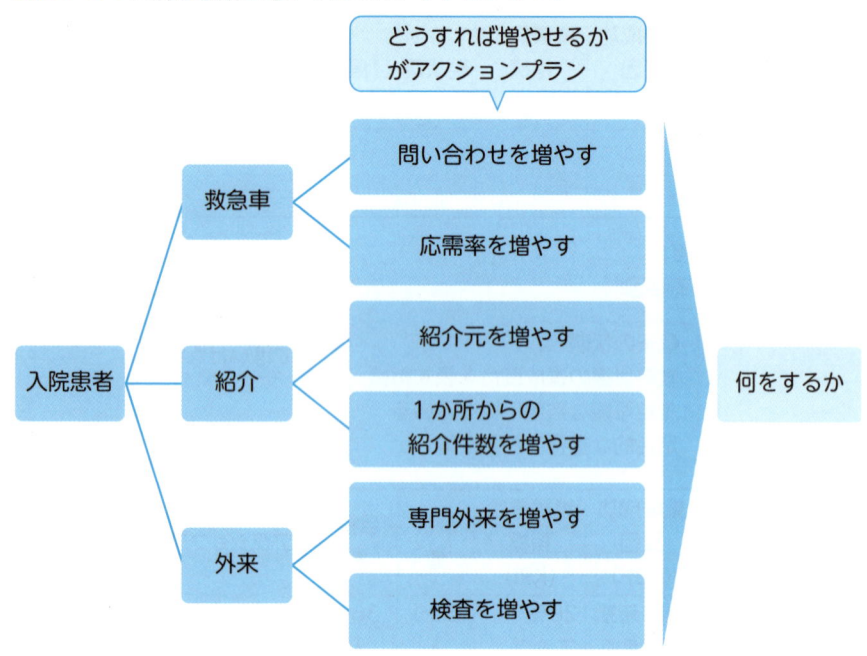

```
                    どうすれば増やせるか
                    がアクションプラン

                    ┌─ 問い合わせを増やす
            ┌─ 救急車 ┤
            │        └─ 応需率を増やす
            │
            │        ┌─ 紹介元を増やす
 入院患者 ─┼─ 紹介  ┤                        → 何をするか
            │        └─ １か所からの
            │           紹介件数を増やす
            │
            │        ┌─ 専門外来を増やす
            └─ 外来  ┤
                     └─ 検査を増やす
```

プランになります。新規入院患者を増やすためのアクションプランを考えてみましょう（図表3-9）。入院経路には、救急車による搬送、他院からの紹介、自院外来からの入院の３つの経路があります。それぞれの入院患者数を増やすために何を行えばいいかを考えます。

　救急車による搬送の場合は、救急隊からの問い合わせ件数を増やすことと、問い合わせへの応需率（救急隊からの問い合わせに対して救急車を受け入れた割合）を増やすことが考えられます。他院からの紹介患者を増やすには、紹介元のクリニックの数を増やすことと、１件のクリニックからの紹介件数を増やすことが考えられます。このようにそれぞれの項目に対して行うべきことを明確にしていきます。

④ 事業計画の作成と中長期計画の見直し

　このように全体を整理しながらアクションプランを作成していくと、戦

略目標とミッションが混同してしまうこともありません。また、評価指標や目標値が明確になることで、予算への展開や実績の進捗管理もしやすくなります。中長期計画のアクションプランをさらに年度ごとに展開したものが年度計画になるため、「今年やること」を盛り込んだ事業計画の作成も可能です。

　中長期計画として「5か年計画」を立てたとしても、5年間内容を変えずに進めるものではありません。社会情勢などの周囲の環境、院内の体制などの内部環境に対応して、見直しが必要になってきます。5か年計画の1年目が今年度の事業計画となり、次年度の事業計画を作成するときには、次の5か年計画を作成して、その1年目が次年度の計画となります。つまり、常に5年後の「あるべき姿」を明確にし、5年間かけて行うことを整理し、そのために「今年何を行うか」という思考で年度計画を作成していきます。そのためには、常に現状を把握し、ミッションへの達成に向かっているか、戦略目標の連鎖がつながっているかを評価する必要があります。

　アクションプランの進捗確認、問題点の抽出、目標設定の妥当性などを評価する作業を「マネジメントレビュー」といいます。マネジメントレビューは経営会議などで行うことが理想的ですが、経営企画部門が中心になって、1～3か月ごとに各アクションプランの進捗状況を確認して経営会議などで報告し、必要があればアクションプランの変更や目標値の再設定を行って計画を進めていく方法もあると思います。

❺ BSCの戦略マップを応用した事業計画書と進捗管理方法

　前項では、BSCの基本的なフレームワークを紹介しました。もちろんBSCはそのままの形で十分使いやすいフレームワークですが、少し簡素化したフレームワークを紹介します。

①基本方針から戦略テーマを導き出す

　中長期計画や次年度計画を作成する場合、SWOT分析などで外部環境と内部環境の分析を行い、現状を把握しておくことはとても重要です。現状を十分把握したうえで、病院のミッション、ビジョンを展開した基本方

針や行動指針から戦略テーマを導き出す方法もあります。

　まずは基本方針に対して、現状分析から課題を抽出します。たとえば「地域の方々に安心を」というビジョンを掲げている病院が、「救急診療を断らない」という基本方針を定めていた場合を考えましょう。「救急体制は充実しているのか？」、「地域の救急ニーズに十分応えられているのか？」という課題に対して、実際の救急搬送数の地域でのシェア、救急応需率、救急外来の体制、診療科の網羅性、休日夜間の当直体制などの外部環境、内部環境を分析します。その結果、十分な対応になっていないところがあれば、それが戦略テーマ（事業計画）となります（図表3-10）。

　一般外来診療が忙しく救急搬送要請を断ったり、ベッドの空きがなく救急搬送の要請があっても対応できないケースが多いといった現状があれば、組織体制として日勤帯の診療体制の強化、救急入院ベッドの確保といった取り組みが必要になります。そのためには日勤帯の救急対応当番制、入院予約管理方法の見直し、病状に応じた病棟の選択などの業務プロセスの見直しを行うことになります。この取り組みにより24時間365日にわたって要請を断らない救急診療を提供することができるようになり、「地域の方々に安心を」というビジョンの達成に近づくことができます。

②マネジメントレビューを定期的に行う

　このように基本方針から課題を抽出して、BSCと同じように4つの視点（組織とスキル、業務のプロセス、患者のメリット、経営指標）に展開するとビジョンからブレることなく具体的なアクションプランが作成できます。さらに経営指標はそのまま予算根拠となります。

　病院全体の方向性を定めるような基本方針を転換する中長期計画が必要な場合には適さない方法ですが、基本方針や行動指針を忠実に実行していくための年次計画を作成する場合には有効なフレームワークです。この場合もアクションプランの進捗管理、目標設定の妥当性を評価するマネジメントレビューは定期的に行います。大切なことは管理することではなく、計画を実行していくことです。進捗なし、目標未達成、アクションプランが進まないなどの状況が続く場合は、そもそもの戦略目標の実現可能性に

❶ 事業計画と中長期計画の立て方

図表3-10 ● 20XX年度事業計画マップ

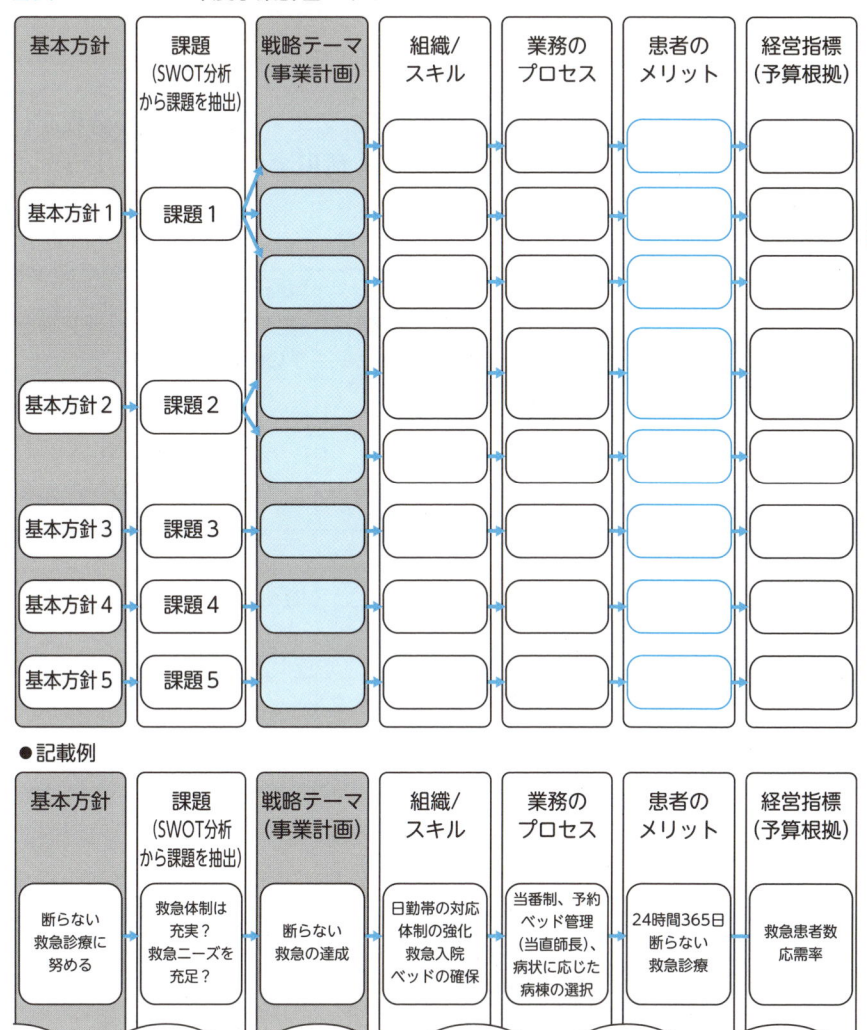

基本方針	課題 (SWOT分析 から課題を抽出)	戦略テーマ (事業計画)	組織/ スキル	業務の プロセス	患者の メリット	経営指標 (予算根拠)
基本方針1	課題1					
基本方針2	課題2					
基本方針3	課題3					
基本方針4	課題4					
基本方針5	課題5					

● 記載例

基本方針	課題 (SWOT分析 から課題を抽出)	戦略テーマ (事業計画)	組織/ スキル	業務の プロセス	患者の メリット	経営指標 (予算根拠)
断らない救急診療に努める	救急体制は充実？救急ニーズを充足？	断らない救急の達成	日勤帯の対応体制の強化救急入院ベッドの確保	当番制、予約ベッド管理(当直師長)、病状に応じた病棟の選択	24時間365日断らない救急診療	救急患者数応需率

問題がある場合もあり、柔軟に全体を見直す対応も必要になります。

また、実際のアクションプラン実行者が「どのように進めればいいのかわからない」という場合もあります。マネジメントレビューだけではフォローしきれない場合は、経営企画部門が個々の問題の解決に対応していく

ことも必要になります。

③進捗管理表の活用

　経営企画部門として個々の事業計画、アクションプランの進捗管理を行う場合には図表3-11のような進捗管理表を活用するとよいでしょう。こ

図表3-11 ● 進捗管理表のサンプル

基本方針	課題	戦略テーマ	戦略目標 組織/スキル	戦略目標 業務のプロセス	戦略目標 患者のメリット	経営指標
計画	重要成功要因					
計画	アクションプラン					
計画	KPI（業績評価指標）					
計画		開始値（期首）				
計画		目標値（期末）				
計画	測定部門					
計画	測定方法					
実績	第1期（4〜6月）	KPI測定値				
実績	第1期（4〜6月）	実施内容				
実績	第2期（7〜9月）	KPI測定値				
実績	第2期（7〜9月）	実施内容				
実績	第3期（10〜12月）	KPI測定値				
実績	第3期（10〜12月）	実施内容				
実績	第4期（1〜3月）	KPI測定値				
実績	第4期（1〜3月）	実施内容				

れはBSCのスコアカードと進捗管理表を合わせたようなものです。

　ここでは戦略テーマごとの重要成功要因、アクションプラン、KPIなどのスコアカード部分を縦に配置して、そのKPIの測定を中心とした四半期ごとの進捗管理を下に記載していきます。実施内容には実際に行ったことを簡潔に書いておきます。詳細は別の記録様式、たとえば、WBS（Work Breakdown Structure：実際の作業項目を細かく記した構成図）などに記載しておくとよいでしょう。このように一覧表にしておくことで、進んでいるもの、遅れているもの、成果が出ているものが明確になります。経営企画部門は常に全体を把握して計画の進捗を管理しつつ、働きかけを行っていくことが大切です。

2 事業計画をもとに予算を組み立てる

① 具体的な数値目標を掲げた予算管理

　では、事業計画をもとに予算を立てることを考えてみましょう。予算の基本的な考え方は「事業計画を実行するために必要な支出と収入の見積もり」です。

「断らない救急の達成」のための経営指標を「前年度の救急患者数の1.5倍を受け入れる」とした場合、救急外来の収入予算は1.5倍になり、そのために必要な人件費、材料費などが支出予算になります。つまり、具体的な事業計画がなければ予算は立てられないのです。

「地域の方々に信頼される病院」というビジョンだけでは、「前年度比15％アップ」というような根拠の乏しい予算になってしまいます。では、「救急受け入れ体制を強化する」や「健全経営を維持する」といった事業計画ではどうでしょうか。前者の救急受け入れ体制については、たとえば「救急部門を新たに設置する」とか「トリアージナースを採用する」、「夜間救急受け入れ体制を現状の1.5倍にする」など具体的な「強化」内容があれば、それに必要な予算を立てることができます。後者の健全経営の維持については「救急受け入れ体制を整えるために投資した分に見合う収入を得る」という感じでしょうか。いずれにしても具体的な数値目標がなければ、収入予算も支出予算も根拠が乏しくなってしまいます。前項の事業計画作成のところで経営指標を予算根拠と表現したのはそのためです。

　基本的なことですが、収入と支出のバランスも大切です。損益分岐点という考え方がありますが、固定費と変動費の費用合計と収入が同じになる点を損益分岐点といいます。何を固定費とするかなど判断が難しいものではありますが、大まかに「患者さんが０人だった場合でも発生する費用」を固定費、「患者さんを１人診るごとに発生する医療材料費などの費用」を変動費と考えることもできます。

図表3-12 ● 1か月の入院収支の損益分岐

損益分岐点
1日平均患者180人

収入
変動費
固定費

1日平均患者数（人）

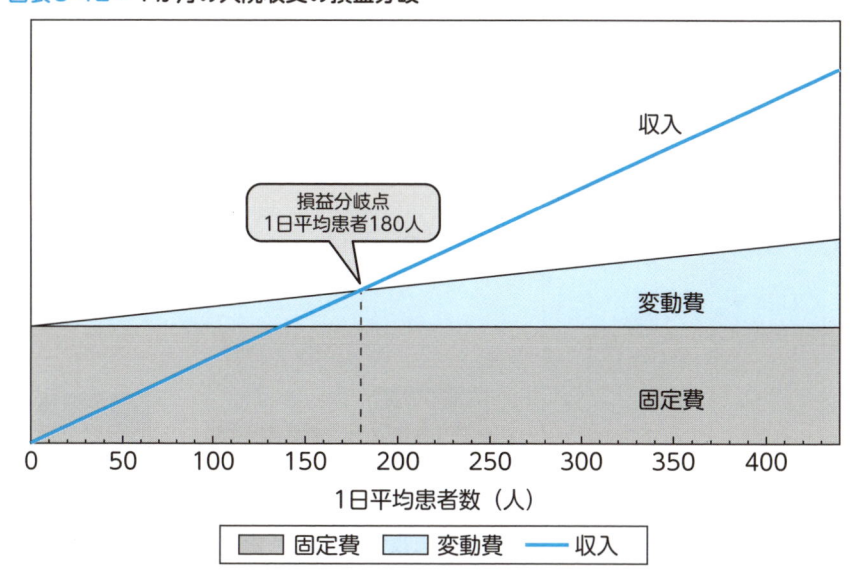

図表3-12は1か月の入院収支の損益分岐です。この場合は1日平均患者数180人が損益分岐点なので、収支がプラスになるには最低でも1日平均180人より多い患者さんが必要ということになります。事業計画を実行するために、また健全経営のために「どれだけの収入が必要か」という点に着目して、収入予算について考えていきましょう。

❷ どうすれば診療単価は上がるのか

医療機関の医業収益の構造は一見単純に見えます。収入は「診療単価×患者数」、支出は「職員の人件費と診療にかかった費用」です（図表3-13）。

先に支出について述べますが、医療専門職の人数は、施設基準によってある程度定められていますので、人件費は原則固定費です。変動費である費用も、診療収入に連動していますし、よほど大きな設備投資や資産の購入などが予定されていない限り、支出予算は収入予算によってほぼ決まってしまいます。

では、収入予算はどうでしょうか。「診療単価×患者数」という単純な

図表3-13 ● 医療機関の収支内訳

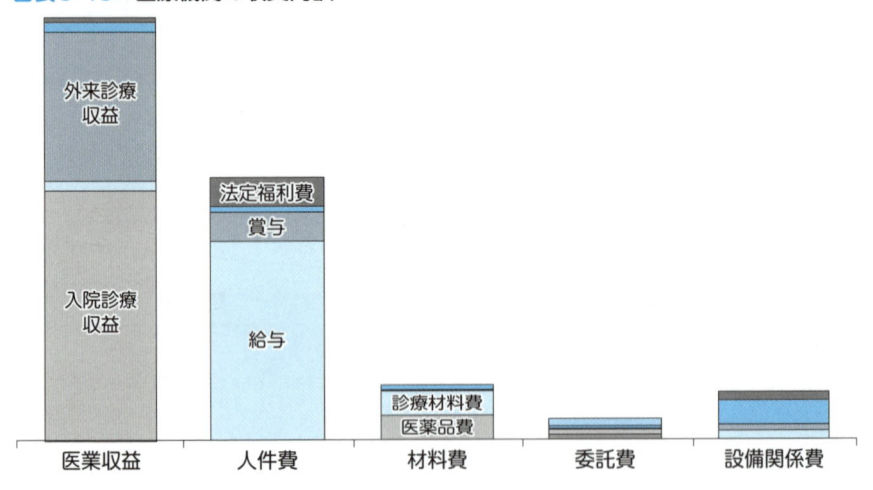

考え方ではありますが、このまま前年度比15％アップの収入予算を立て、患者数だけを15％アップすると場合によっては病床数を超えてしまいます。そのため多くの病院では稼働率95％くらいを維持する患者数で診療単価を逆算するという手法をとるのではないでしょうか。仮に診療単価を前年度より10％アップとした場合、その数字に根拠はあるのでしょうか。

診療単価は入院基本料、手術料、リハビリテーション料などの診療行為による稼働額の積み上げです。一律にすべての項目を10％上げた予算には意味がないことは容易に判断できます。では、どうすれば診療単価は上がるかを考えていきます。

前の項目で平均在院日数と診療単価の関係を示しましたが、まず1つは平均在院日数を短くすることです。次に、「手術を増やす」、「リハビリテーションの提供を増やす」、「検査を増やす」など診療の密度を上げることが考えられます。もう1つ考えられるのは、DPC病院の場合で、医療機関係数を上げることで収入全体を底上げして、結果として診療単価に反映させる方法があります。

いずれにしても、経営企画部門だけで考えられる内容ではありません。現場とのヒアリングを密にし、どのような診療を行っていくか、どのよう

図表3-14 ● 粗い予算を管理可能な予算へ

粗い予算	目標設定可能な予算	乖離管理可能な予算
収入 前年度比 15％アップ	診療単価 × 入院患者数	収入内訳ごとの目標 改定の影響、手術件数、リハビリ件数などの目標値を考慮した診療単価

な疾病を中心に診ていくかなどを検討したうえで予算に反映させる必要があります。具体的な数値目標を定めた事業計画を立て、根拠のある予算を作成することが経営企画部門の重要な役割の1つです（図表3-14）。

❸ 診療科ごとに行う予算ヒアリング

予算を作成するためのヒアリングを効果的に行うために、いくつかの事前準備を行っておくとよいでしょう。時期としては、上半期の実績がまとまった10月以降が準備しやすいと思います。ここでは前出の事業計画とある程度の収入予算が決まっていることを前提に、診療科ごとのヒアリングを行うケースについて説明します。

①ヒアリングシートの準備と記載例

まずは、今年度上半期の各診療科における事業計画の具体的施策に対する振り返り、次年度の目標と具体的施策、数値目標などを記入するヒアリングシート（図表3-15）を準備します。このシートは事前に診療科に配布し、記載してもらいます。戦略目標に対する自己評価を定性的、定量的に行うことができるフォーマットになっています。

図表3-16の記載例①を見てみましょう。「手術件数を増やす」という戦略目標を立てていた診療科では、近隣のクリニック等からの紹介患者を増やすように地域連携課に働きかけを行うという取り組みをしていました。

図表3-15 ● 予算ヒアリングシートのサンプル

予算ヒアリングシート

〇〇年〇月〇日

施設名 _____　　　　　　　　管理者名 _____
部署名 _____

(1) △△年度の振り返り　【評価基準】A：期待以上の結果　B：目標を達成できた　C：期待以下の結果　D：取り組まなかった

No.	△△年度戦略目標	活動結果	達成率	評価	次年度への継続
1					
2					
3					
4					
5					

(2) 〇〇年度重点活動目標（継続事項のみではなく、新しい取り組みを目標に掲げてください）

No.	〇〇年度戦略目標	具体的内容	目標値	達成時期
1				
2				
3				
4				
5				

(3) 〇〇年度　具体的活動計画（アクションプラン）

戦略目標No.1

No.	具体的行動	目標値		4月	5月	6月	7月	8月	9月	10月	11月	12月	1月	2月	3月
1			計画												
			実施												
2			計画												
			実施												
3			計画												
			実施												

戦略目標No.2

No.	具体的行動	目標値		4月	5月	6月	7月	8月	9月	10月	11月	12月	1月	2月	3月
1			計画												
			実施												
2			計画												
			実施												
3			計画												
			実施												

戦略目標No.3

No.	具体的行動	目標値		4月	5月	6月	7月	8月	9月	10月	11月	12月	1月	2月	3月
1			計画												
			実施												
2			計画												
			実施												
3			計画												
			実施												

戦略目標No.4

No.	具体的行動	目標値		4月	5月	6月	7月	8月	9月	10月	11月	12月	1月	2月	3月
1			計画												
			実施												
2			計画												
			実施												
3			計画												
			実施												

戦略目標No.5

No.	具体的行動	目標値		4月	5月	6月	7月	8月	9月	10月	11月	12月	1月	2月	3月
1			計画												
			実施												
2			計画												
			実施												
3			計画												
			実施												

図表3-16 ● 予算ヒアリングシートの記載例

記載例①
(1) △△年度の振り返り

【評価基準】 A：期待以上の結果　B：目標を達成できた　C：期待以下の結果　D：取り組まなかった

No.	△△年度戦略目標	活動結果	達成率	評価	次年度への継続
1	手術件数を増やす	症例数の多い○○術について、前年度実績の1.2倍の患者数を確保するために、地域連携を通して手術適応患者の紹介を近隣クリニックに依頼したが、紹介患者は増えなかった。外来からの患者はやや増えたが、実際には手術のスケジュールが混んでしまい手術件数はあまり増えなかった	30%	C	継続
2					

記載例②
(2) ○○年度重点活動目標
　　（継続事項のみではなく、新しい取り組みを目標に掲げてください）

No.	○○年度戦略目標	具体的内容	目標値	達成時期
1	（継続）手術件数を増やす	地域連携課と一緒に、医師が近隣クリニックを訪問し、対応可能な疾患、術式を伝え、適応患者の紹介を依頼する。また、紹介を受けた患者については、治療経過を速やかに報告する体制を整える	前年実績の1.2倍	期末
2				

その取り組み結果について記載し、達成率と4段階の自己評価を行います。4段階の評価基準は次のようにします。加えて、次年度に継続するかどうかも記載します。

　A：期待以上の結果
　B：目標を達成できた
　C：期待以下の結果
　D：取り組まなかった

このように、まず自己評価を行うことでヒアリングの前に自分たちの実績を客観的に把握することができます。また、実績がよければ診療科として病院経営に貢献したことをアピールすることもできます。
　次に次年度の戦略目標を記載します。事前に病院全体の次年度の事業計画が示され、その計画、戦略目標に対して自分たちの診療科が何をしてい

くかという視点で計画を立てていきます。

　記載例②では、前年度からの継続目標として、「手術件数を増やす」という目標を立てています。具体的には前年度は地域連携課だけで訪問していたクリニックに医師も同行して、顔の見える連携を行っていくことが記されています。前年度の活動の振り返りを行ったことで、新たな施策が立てられています。継続課題であってもステップアップした目標になっていることがわかります。

　このようにヒアリングのために各診療科が十分な振り返りと次年度の目標を立てるためには、実績値の提供が不可欠です。ヒアリングシートには診療科ごとに指標となる実績をまとめておきましょう。

②ヒアリングの実施と具体的な進め方

　図表3-17は実績指標の一例です。患者数や診療単価、手術件数、救急受け入れ数などの実績値の他に、稼働額に対する医師の給与比率、医師1人当たりの稼働額などの診療科としてのパフォーマンスを示す指標も示すことで、収入予算を意識した計画を立てることができます。医師はどの職種よりも経営貢献を意識していますので、病院全体に必要な収入額に対して、自分たちの診療科がどれだけ貢献できているかを明確に示すことも必要なことだと思います。

　それぞれに実績に基づく試算を参考値としてつけて、予算の目安になるように提示しておきます（図表3-18）。また、月次の実績データなど詳細な資料は別シートに表やグラフにまとめて添えておきます。

　このようにヒアリングの際の参考になるように資料を整え、次年度の病院全体の事業計画と大まかな予算、診療科への期待値について示し、実績のどの部分で期待値を満たしていけるかを事前に検討してヒアリングを行います。

　ヒアリングには診療科の責任者と病院長、事務長、看護部長などの病院管理者、財務課、医事課、地域連携課などの関連部署の代表者が参加し、経営企画部門が全体のとりまとめを行います。必要な人員確保、医療機器の購入などについても話題になることがありますが、予算ヒアリングであ

図表3-17 ● 実績指標のサンプル

年　月　日

△△年度実績をふまえた○○年度の目標値

施設名　_____
部署名　_____　　　　　　　　管理者名　_____　印

(1) △△年度実績　詳細は別シート（資料）参照

	△△年度予算	△△年度実績	○○年度予算	前年度比	予算比
1日平均在院患者数					
入院単価（円）					
1日平均外来患者数					
外来単価（円）					
稼動額に対する医師の給与比率					
医師1人当たりの稼動額（千円/月）					
紹介患者数（人/月）					
逆紹介数（人/月）					
救急車受け入れ（人/月）					
手術件数（件/月）					
内視鏡件数（件/月）					
化学療法件数（件/月）					

実績に基づく試算		
1％アップ	3％アップ	5％アップ

※新入院の受け入れを増やし、回転率を上げることで単価は上がります。

図表3-18 ● 実績指標の記載例

	△△年度予算	△△年度実績	○○年度予算	前年度比	予算比
1日平均在院患者数	5.2	5.3	5.4	102％	106％
入院単価（円）	38,501	42,588	43,000	111％	108％

実績に基づく試算		
1％アップ	3％アップ	5％アップ
5.4	5.5	5.6
43,014	43,866	44,718

ることを念頭に置き、事業計画を実行するために何をするべきかという目的を見失わないように話を進めていきましょう。

　予算も、根拠になる数値目標も診療科と十分に相談したうえで決めていきます。予算管理の方法については後述しますが、このように根拠を明確にした予算を作成することで、その後の実績管理が意味のあるものになっていきます。

Column ❸

目標値はどこからやってくる？

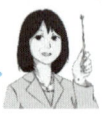

● 入院診療単価と1日平均入院患者数の推移

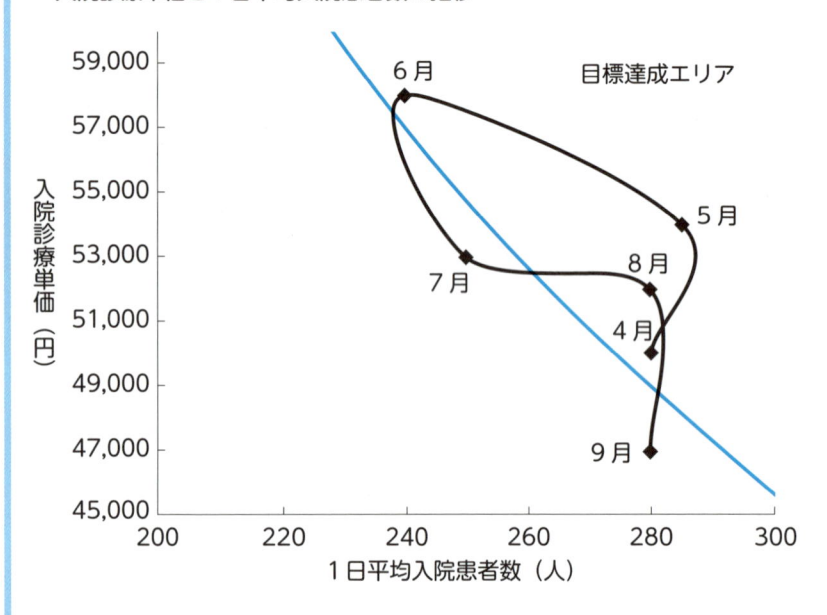

（グラフ：縦軸 入院診療単価（円）45,000〜59,000、横軸 1日平均入院患者数（人）200〜300。4月〜9月のプロット、斜めのラインは予算達成ライン、右上は「目標達成エリア」）

　グラフは1日平均入院患者数と入院診療単価の推移を表したものです。斜めのラインは予算達成ライン、いわゆる目標値です。このグラフを説明していたときのこと、「目標値ってどうやって決めるのですか？」という質問がありました。

　その方の病院では「予算」というものがあまり公になっていなかったようです。ここでいう予算は「収入予算」です。今年はいくら必要か、そのためには診療単価はいくらで、入院患者が何人必要かという分析をしていくことで「目標値」が見えてきます。「予算がない……」はずはないのですが、あまり明確ではなかったり、現場感の乏しい予算であれば仮の目標値として、前年度実績を使ってみましょう。

3 実績管理のための予算展開

1 季節変動を考慮した予算の立て方

　せっかく立てた予算が、次に見るのは次年度のヒアリングのとき、では残念ですね。目標値に照らしただけでは実績管理にもなりません。日々の実績管理にどのように予算を反映するかについて説明します。

　目標値として定めた1日平均入院患者数を例にとって考えましょう（図表3-19）。この目標値を各月均等に設定するとどうなるでしょうか。患者数の季節変動がない診療科であればそれほど大きな問題はありません。しかし、多くの診療科では、患者数に季節変動があります。疾患による季節変動だけではなく、医師の少ない診療科であれば休日や学会の日程にも左右されますし、地域によっては農作業の繁忙期や地元の行事に左右されることもあります。それをあらかじめ考慮した月予算に展開しておくとよいでしょう。一律の月予算にした場合は図表3-19の左上のグラフのように患者数が季節によって大きくばらついてしまうため予算に達しない月、予算を大幅に超える月があり、全体の把握はしにくくなります。

2 過去5年の実績をもとに係数を算出

　季節ごとの変動がなく、安定的に患者数を確保するのが理想ではありますが、明らかな季節変動がある場合は、図表3-19の右下のグラフのように季節変動に合わせた予算の展開、目標値の設定を行うほうがよいでしょう。季節変動を考慮した展開方法ですが、過去5年くらいの実績をもとに係数を出しておくことが望まれます。

　考え方としては過去5年間の月ごとの患者数を集計して、月ごとに5年間の平均値と年間平均を求めます。年間平均に対するその月の患者数の比を求めて、それを季節変動係数とします。この係数を年間予算に乗じて月ごとの予算とします。特異な事例があった月、たとえば移転のために稼働

図表3-19 ● 季節変動を考慮した目標値の設定

目標値をもとに予算を立てる

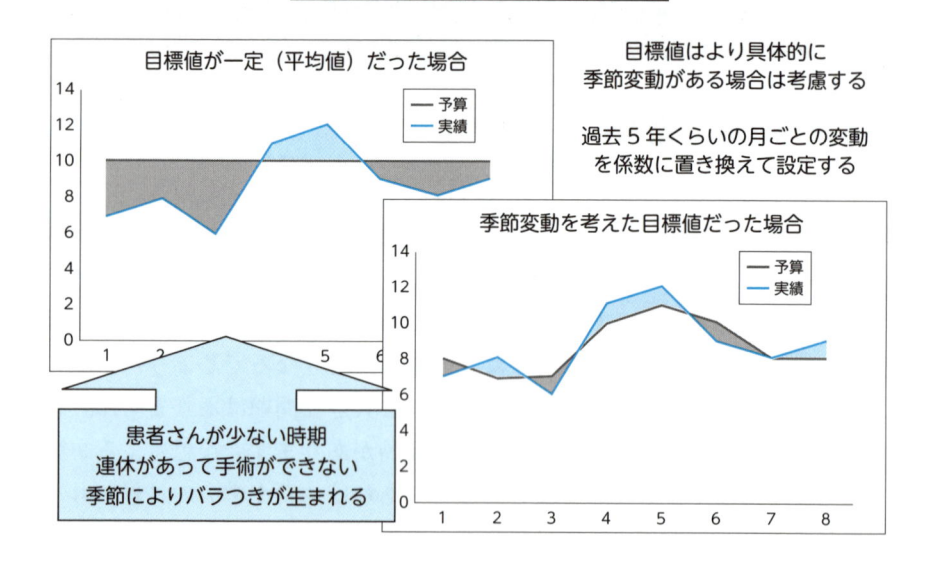

目標値が一定（平均値）だった場合

目標値はより具体的に
季節変動がある場合は考慮する

過去5年くらいの月ごとの変動
を係数に置き換えて設定する

患者さんが少ない時期
連休があって手術ができない
季節によりバラつきが生まれる

季節変動を考えた目標値だった場合

率が著しく落ちた月、院内感染が広がり入院を一時的にストップした月などは、あらかじめ集計から外しておくことも必要です。

このように自院の実績に基づいた予算を実態に則した様態で月展開して、実績管理を行えば、「いつもと違う」という状況を見つけ出すこともできます。

❸ 季節変動を考慮したからこそわかること

図表3-20は、ある診療科の実績を予算と比較している管理表の一部です。これを見ると、この数か月予算の患者数に届いていないことがわかります。これが季節変動を考慮している予算でなければ、「今は患者さんが少ない時期だから……」という理由づけになってしまうことがあります。この場合は、これまでの季節変動を考慮した予算ですし、その値よりもさらに低くなっていることが明確にわかります。

しかも、例年なら患者数が減少する前の数か月は、通常よりも患者数が

❸ 実績管理のための予算展開

図表3-20 ● 実績と予算を比較したある診療科の管理表

目標値に季節変動係数をかけて各月に展開

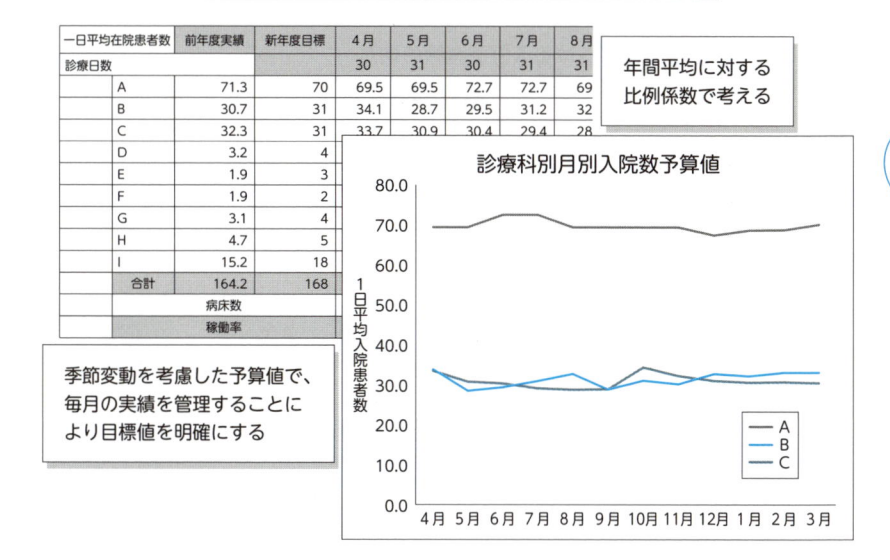

一日平均在院患者数		前年度実績	新年度目標	4月	5月	6月	7月	8月
診療日数				30	31	30	31	31
	A	71.3	70	69.5	69.5	72.7	72.7	69
	B	30.7	31	34.1	28.7	29.5	31.2	32
	C	32.3	31	33.7	30.9	30.4	29.4	28
	D	3.2	4					
	E	1.9	3					
	F	1.9	2					
	G	3.1	4					
	H	4.7	5					
	I	15.2	18					
	合計	164.2	168					
	病床数							
	稼働率							

年間平均に対する比例係数で考える

季節変動を考慮した予算値で、毎月の実績を管理することにより目標値を明確にする

診療科別月別入院数予算値

多い傾向にあるのですが、今年度はその「山」がないこともわかります。つまり、いつもと違う現象が起きているということがわかるのです。

Column ❹

季節変動の裏話〜疾患、学会、夏休み、田植え!?

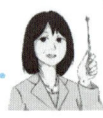

● ある病院の整形外科における入院患者数の増減

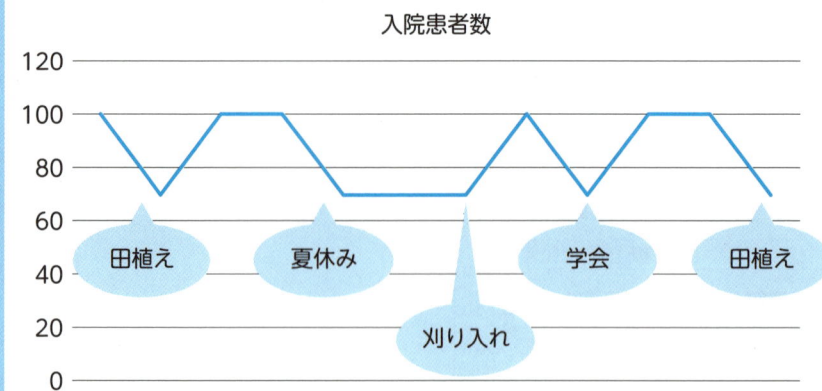

入院患者数

(グラフ: 4月100、5月70、6月100、7月100、8月70、9月70、10月70、11月100、12月70、1月100、2月100、3月70)

田植え / 夏休み / 刈り入れ / 学会 / 田植え

　グラフはある病院の整形外科の入院患者数の増減をモデル化したものです。あまりに増減が激しいので先生にうかがったところ、次のような要因が挙げられました。
「早生稲は3月に田植えで、この時期は腰痛のある方々もブロック注射を打って田植えに出るので入院している暇はないんですよ。あと5月もね。
　8月はお孫さんたちがやってくるので、なんだか元気になるし、秋は刈り入れが忙しい。そうそう、12月は僕たちが学会に行くので手術の予定は入れられない。季節変動は地域によって違いがあるんですよね」
　さて、みなさんの地域には独特の季節変動としてどのようなものがあるでしょうか。

4 実績ヒアリングによる課題の抽出

❶ 実績は定期的にフィードバックする

　予算に照らした実績管理で終わるのではなく、その実績を定期的に診療科にフィードバックすることも大切です。PDCAサイクルでも「評価が重要である」と述べました。現状がどのようになっているのかを正確に伝えましょう。

　通常は毎月報告を行い、年間2～3回は少し時間をとって実績ヒアリングを行うとよいでしょう（図表3-21）。半期や四半期などの区切りで実施してもよいですし、前出の診療科のように「いつもと違う」状況が起きたときにタイムリーに行うことも大切です。まずは経営企画部門で実績を正確に把握し、いつもと違う状況になっている要因を調査します。診療科の医師に直接聞くことが一番重要ですが、その他に病棟や地域連携の様子、近隣の病院の状況なども調べておきましょう。

　ここでのヒアリングは、医師に直接話を聞く現場調査だけを指しているのではありません。それらの情報を収集したうえで、関係者を集めて現状の把握と今後の対策を検討することを指しています。

　前出の診療科の例では、ヒアリング結果により医師側にも病棟側にも特に目立った変化はないことがわかりました。しかし、地域連携経由の入院が著しく減っているという現象があり、その背景としては、近隣の病院で医師の増員による当直回数の増加、近隣クリニックへの積極的なアピール活動などがあったことが判明しました。この現状を踏まえてどのように実績を回復していくかを関係者で検討します。

❷ 小さな成功体験を病院全体で共有する

　検討した結果、自院の強みをいかにアピールしていくかというプロモーション方法に焦点が置かれ、医師が得意としている術式、診療実績を近隣

図表3-21 ● 定期的な実績ヒアリング

定期的なヒアリングで、実績を確認する

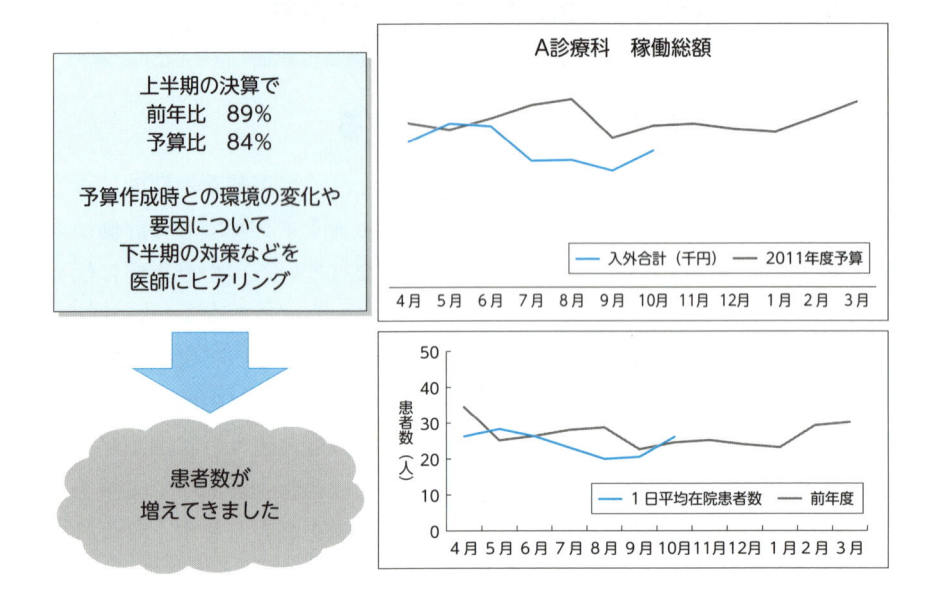

上半期の決算で
前年比　89％
予算比　84％

予算作成時との環境の変化や要因について下半期の対策などを医師にヒアリング

A診療科　稼働総額
入外合計（千円）　2011年度予算
4月 5月 6月 7月 8月 9月 10月 11月 12月 1月 2月 3月

患者数（人）
1日平均在院患者数　前年度
4月 5月 6月 7月 8月 9月 10月 11月 12月 1月 2月 3月

患者数が増えてきました

　クリニックに伝える方法、空床状況や手術までの待機日数のお知らせなどを連携先にきめ細かく伝えていく、医師と近隣クリニックとの直接対話の機会を設けるなどの対策が立てられました。このようなヒアリングを行う際には診療科の医師、病院長、看護部長などとともに、地域連携室や医事課、メディカルスタッフの代表者なども同席してもらって行うことが望まれます。チーム医療は患者さん中心に行われるだけではなく、病院全体の経営についてもチーム医療で行うことが重要です。経営企画部門は情報だけではなく、病院内の各部門を有機的に結び付けてチームで動く組織をつくる役割もあるということをしっかりと理解しておく必要があります。
　実績ヒアリングによって立てられた対策が実行された結果を把握し、メンバーだけでなく病院全体に公表していくことも大切です。人知れず行われる改善もよいものではありますが、行動による結果を明確にして、実績を病院全体で喜び、小さな成功体験を積み重ねることで組織は活性化します。

5 予算と実績の乖離を管理する

1 予算乖離の累積を可視化する

　ここまで、予算を月ごとの目標値に置き換えて管理する実績管理の手法について述べてきました。しかし、それだけではなく、「年間を通してトータルで予算を達成しているかどうか」ということも把握しておかなければなりません。毎月少しずつ予算に達成していない状況が続くと、半年も経てば予算と実績に大きな差が生まれ、予算乖離となってしまいます。この全体の動きを可視化すると図表3-22のようになります。

　これは年度始めをゼロとして、予算と実績の乖離の累積をグラフ化したものです。予算と実績の乖離だけを時系列で表現してもよいのですが、実際の月ごとの収支と一緒にすることで、乖離幅の大きさを意識することができます。ゼロ点付近に常にあれば、ほぼ予算通りに進んでいるということです。また、大きく上振れしていれば、結果としてはよいのですが、予算の立て方に見積もりの甘さがあった可能性があります。逆に下振れしている場合は、それがひと月の収入の何パーセント程度か、残りの月で収入実績をどれくらい上げていかなくては予算に届かないのかというようなシミュレーションを行うときの目安になります。このような実績把握をしていくことで予算の精度も上がっていきます。

2 予算作成は中長期計画の重要ポイント

　中長期計画を立てる際にも精度の高い予算を立てることはとても重要なポイントになります。事業計画が絵に描いた餅にならないように、実現に向けて進めていくためには、しっかりとした予算を作成し、管理していく仕組みをつくっていくことも経営管理部門の役割です。

図表3-22 ● 予算乖離の累積を示すグラフ

月別の収支推移

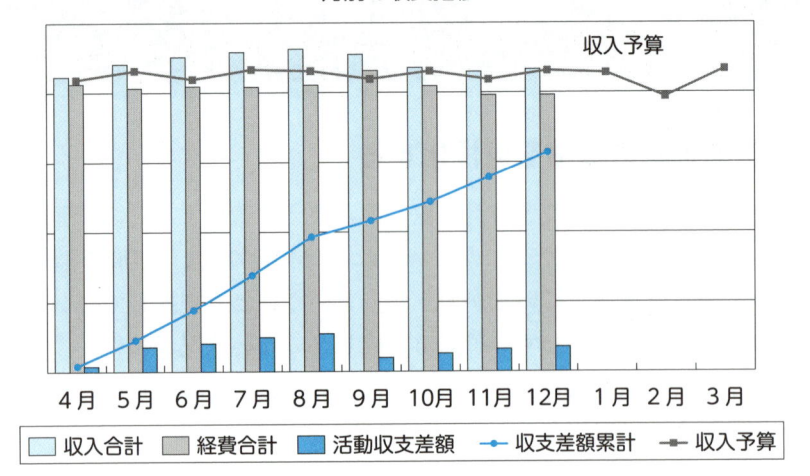

凡例: 収入合計　経費合計　活動収支差額　収支差額累計　収入予算

項目別予算乖離の累積

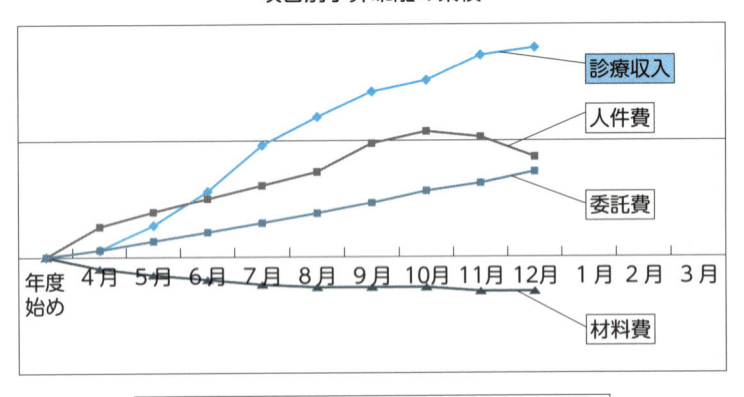

凡例: 診療収入　人件費　材料費　委託費

第4章

新規事業の企画と
プロジェクト管理

1 病院組織における経営企画部門の位置づけ

① 経営企画部門は組織内の潤滑油

　経営企画部門の役割を「中長期的な視点での経営管理」という視点で紹介してきました。経営管理とは単に数値目標の管理をするだけではないことはすでに示していますが、経営企画部門には「経営者の思い、経営方針を具体的な形で職員に浸透させること」、「病院内の各部門を有機的に結びつけてチームで動く組織をつくること」が求められます。この2つは、「組織内の潤滑油」となって経営側と現場、現場のなかの職種間といった人と人をつなぐ役割ともいえます。

　組織構造には大きく分けるとヒエラルキー型組織とマトリクス型組織があり、医療機関の場合は労務管理上の指示命令系統と業務管理上の指示命令系統が交差するマトリクス構造の組織であるといえます。

　医療機関によって経営企画部門の組織内での配置はさまざまですが、組織内の潤滑油としての役割を果たしていくためには経営側でもなく、現場側でもない、どちらの立場でも考えることができる柔軟な立場でいることが求められます。ラインよりはスタッフ側に位置し、ある程度中立性を保てる位置づけであることが理想的であると思います（図表4-1）。

② リスクオフィサーとしての働き

　経営企画部門には組織を第三者視点で客観的に見ることも求められます。つまり、リスクオフィサーとしての働きも必要なのです。リスクオフィサーとはリスクマネジメントを行う部門の責任者です。医療機関のリスクマネジメントは医療安全対応だけではなく、消費増税や金利の上昇といった金融リスク、自然災害や事故などの災害リスク、事業継続リスクなどに対しても、軽減策、回避策をとっていく必要があります。医療機関が存在し続けるためのマネジメントがリスクマネジメントです。リスクマネジメン

図表 4-1 ● 病院組織における経営企画部門の位置づけの一例

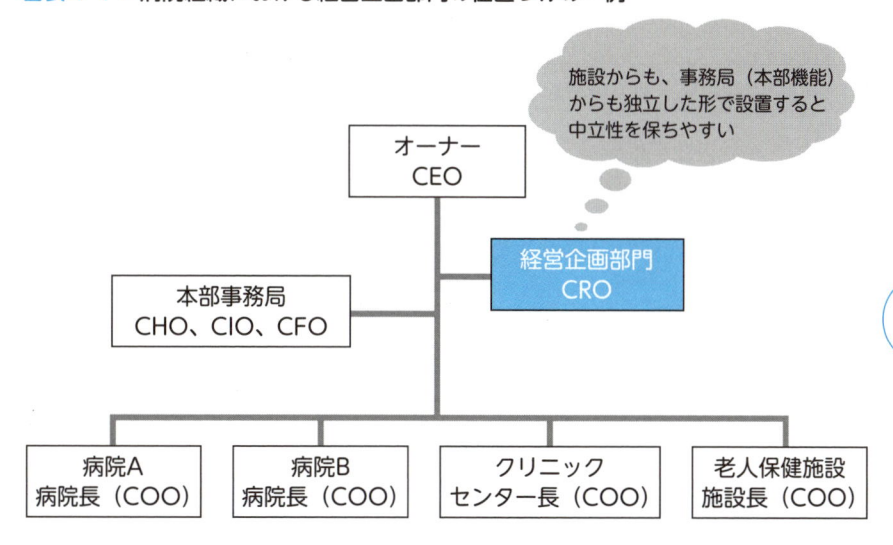

```
                    オーナー
                    CEO
                      |
        ┌─────────────┤        経営企画部門
   本部事務局                      CRO
   CHO、CIO、CFO
        |
  ┌─────┼─────────┬─────────────┐
 病院A    病院B    クリニック    老人保健施設
病院長(COO) 病院長(COO) センター長(COO) 施設長(COO)
```

> 施設からも、事務局（本部機能）からも独立した形で設置すると中立性を保ちやすい

トについてはこのあとの項で詳しく説明します。

3 プロジェクトとは一話完結型業務である

　では、もう一方の「企画」部分の役割とはどのようなものでしょうか。企画とは通常行われている継続性や反復性のある定常業務とは違う、何かの目的を達成するために期間を定めて行うものです。これまで行っていなかった業務を新たに始めるための準備などが必要で「一話完結型業務」であると定義づけることができます。

　具体的な例を挙げると、「電子カルテシステムを導入するための期間限定の委員会」や「新たに回復期リハビリテーション病棟を開設するなどの新規事業をスタートするための準備」などです。このように目的や達成目標がある一話完結型業務をプロジェクトといいます（図表4-2）。経営企画部門は、このようなプロジェクトを円滑に進めていくための準備、プロジェクトそのものの実行と推進、進捗管理などを行う部門でもあります。

　まずは「何かの目的」、「達成目標」を定め、そのために何を行っていくか、この部分が企画の仕事になっていきます。

図表4-2 ●プロジェクトの定義

Project：プロジェクト
目的や達成目標がある一時的な活動計画

・独自性がある
・有期性がある ⇒ 一話完結型業務

⇒ これらが揃わない業務は定常事業活動
　＊継続や反復性がある

2 新規事業の企画立案

1 意思決定に必要な企画書の作成

　では、新規事業はどのように始まるのでしょうか。経営者の思いを実現する形でいわばトップダウンにより「周産期センターを開設する」という場合もあるでしょう。また、地域のニーズや果たす役割に応えるために「緩和ケア病棟を持つ」、「脳卒中センターを開設する」というミッションを与えられる場合もあるでしょう。きっかけはさまざまですが、組織として新規事業を行うと決めるための意思決定に必要な事業企画書、つまりビジネスプランを作成するところから始まります。

　医療に対して「ビジネス」という言葉を使うことに抵抗がある方も多いと思いますが、どんなによい計画であっても、患者さんに求められている事業であっても、ボランティアで行うわけにはいきません。継続的に使命を果たすための資金を確保し、利益を上げなくてはならないのです。

2 マーケティングの手順と３Ｃ分析

　ビジネスプラン作成の第一歩はマーケティングです。マーケティングによって事業の実現可能性を見ます。マーケティングはマクロ分析とミクロ分析を組み合わせ、①市場環境分析、②市場機会の発見、③セグメンテーション、④ターゲティング、⑤ポジショニング、⑥マーケティング・ミックスという手順で進めていきます（図表4-3）。

　これらを企業（Company）、顧客（Customer）、競合（Competitor）の３つの視点（３Ｃ）で分析していきますが、医療機関の場合は自院、患者、近隣の医療機関となります。

　たとえば、「脳卒中センターを開設する」という企画の場合、まず自院にメリットはあるか、患者さんのニーズはあるか、そして、近隣の医療資源はどうなっているかについて調査することが第一歩です。近隣に脳卒中

図表4-3 ● マーケティングプロセス

| ① 市場環境分析
② 市場機会の発見 | 近隣の人口推計、疾病予測、医療機関数、医療機関機能別充足状況など |

↓

| ③ セグメンテーション
④ ターゲティング | 急性期、亜急性期、回復期、療養のどこを担うか
循環器系、消化器系、腫瘍系などどこを狙うか |

↓

| ⑤ ポジショニング
⑥ マーケティング・ミックス | 現状のポジション、シェアはどうか
どこまでのシェアが狙えるか
どのようなプロモーションをしかけるか |

センターが複数あり、供給過多になっている地域であえて同じ機能を持つというのは、医療資源の適正配分を考えるうえでは、あまりよい企画とは思えません。逆に地域の人口構成が比較的若く、近隣に産科が少ない地域である場合に、「周産期センターを開設する」という発想は、地域の必要に適合する企画であると思われます。このように3Cを考えることで自分たちの病院が本当にやるべきこと、地域に求められていることを把握することができ、実現可能な新規事業を企画することができるのです。

①市場環境分析と市場機会の発見

　市場環境分析と市場機会の発見については、今の環境（現状）を内部要因、外部要因双方から把握します。手法はさまざまですが、SWOT分析などが用いられます（52ページ参照）。SWOT分析は外部要因の機会と脅威、内部要因の強みと弱みの4つの視点から課題を抽出して対策を導き出す分析手法です。

　自分たちが強みにしている分野でよい機会があれば、積極的な戦略目標を立てますし、弱みとしている分野で環境的にも不安があれば、リスク回

避に重点を置いた戦略目標を立てることになります。
　たとえば、病院の診療再編を視野に入れた新規事業を企画する場合、まずは近隣の人口推計、疾病予測や現状の医療機関数、医療機関機能別充足状況など市場環境を分析します。そのなかで人口構成などから今後、需要が増えそうな疾患や病床区分などを把握します。

②セグメンテーションとターゲティング

　次にセグメンテーションとターゲティングです。医療体制として急性期、亜急性期、回復期、療養等のどのセグメントを担っていくのか、そのなかで循環器系、消化器系、腫瘍系、リハビリテーションなど、どの診療分野をターゲットにしていくのかという診療領域の特定を行います。

③ポジショニングとマーケティング・ミックス

　最後はポジショニングとマーケティング・ミックスです。自分たちの現状のポジション、シェアがどうなっているのか、どこまでのシェアを増やせる見込みがあるのか、どのようなプロモーション手法があり、注力するエリアはどのあたりかなど具体的なアクションを示すビジネスプランを立てていきます。

　このようなマーケティングに基づいた実行プランに欠かせないのは売り手側の視点（4P）と顧客の視点（4C）です（図表4-4）。売り手側の視点の4Pとは、製品（Product）、価格（Price）、場所・流通（Place）、販売促進（Promotion）、顧客の視点の4Cは、顧客価値（Customer value）、価格（Customer cost）、利便性（Convenience）、コミュニケーション（Communication）です。これを医療機関に当てはめると、提供する医療、診療報酬、患者さんの需要、集患方法ということになるでしょうか。

❸ 事業内容の詳細と予算計画の立案

　最終的に、どのような体制で医療を提供し、損益分岐となる患者数がどれくらいか、また地域連携や広報活動をどのように行っていくのかなども

図表4-4 ● 売り手側の視点（4P）と顧客の視点（4C）

マーケティング・ミックス

4P
- Product（製品）：製品、サービス、品質、デザイン、ブランド など
- Price（価格）：価格、割引、支払条件、信用取引 など
- Place（場所・流通）：チャネル、輸送、流通範囲、立地、品揃え、在庫 など
- Promotion（プロモーション）：広告宣伝、ダイレクトマーケティング など

医療の場合

Product	提供する医療	Customer value
Price	診療報酬	Customer cost
Place	患者さんの需要	Convenience
Promotion	集患方法	Communication

4C
- Customer value（顧客価値）
- Customer cost（価格）
- Convenience（利便性）
- Communication（コミュニケーション）

考慮して、事業内容の詳細と予算計画を立てていきます。

前出の「周産期センターを開設する」を例にすると、ハイリスク分娩や新生児疾患を扱う周産期センターの新規開設は、医療計画制度のもとで地域ごとに体制構築が進められている「5疾病・5事業及び在宅医療」（がん・脳卒中・急性心筋梗塞・糖尿病・精神疾患の「5疾病」と救急・災害・へき地・周産期・小児の「5事業」及び在宅医療）の一事業であり、診療報酬上の加算やDPC病院であれば機能評価係数への反映もあることから経済効果も十分見込める現状があります。

しかし、その一方で合計特殊出生率（2012〈平成24〉年は「1.41」で前年より「0.02」ポイント上昇）はやや上昇しているものの、出産可能人口は減少傾向にあり、患者の確保が難しいことが予測されます。そのため、広報活動や付加価値の提供に力を入れる事業計画と他の産科医療機関との連携を密にする体制の充実が成功要因の1つになります。このような課題を明確にし、病院として新規事業にするかどうかの意思決定をします。

4P4Cという視点でマーケティングを行ったうえで、「いつまでに、どのような計画で新規事業を行うか」が決まれば、あとは実現に向けたビジネスプランを作成し動き出すことになります。

3 プロジェクトを管理する

❶ プロジェクトが機能しない要因

　新規事業の立ち上げなど、目的や達成目標が明確な一時的な活動、いわば一話完結型業務がプロジェクトであるということは先に述べた通りです。いつまでに、何を、どのように行い、どれくらいの費用がかかり、どのような人がかかわるのかなどをあらかじめ明確にしてから始める業務です。プロジェクトの立ち上げ時にはそのプロジェクトが院内で「公式」に認知された存在であることを周知するために、プロジェクト名、責任者（マネージャー）、最終目標、最終成果物、予算、期間などを明記した企画書を作成します。その文書を「プロジェクト憲章」といいます（図表4-5）。

　プロジェクト終了時にはプロジェクト憲章に記した最終目標、最終成果物、予算、期間などについて計画と比較して評価を行います。始めと終わりが明確であることがプロジェクトの特徴です。電子カルテの導入などはプロジェクトの代表的なものです。

　しかし、院内で「〇〇プロジェクト」と呼ばれているものでも、ほぼルーチン業務のようなもの、委員会に近いものなどがあるのではないでしょうか。実は医療機関においては「プロジェクトと委員会の区別があまりない」という現状があり、プロジェクトが機能しない要因の1つになっています。

❷ プロジェクトと委員会の違い

　まずはプロジェクトと委員会の違いを整理するために、病院機能評価の受診を例にとって考えてみましょう（図表4-6）。病院機能評価の認定を受けることになった場合、院内の全職種がかかわり（ステークホルダーは全職種）、協力して短期間で準備をする必要があります。そこで多くの場合「病院機能評価受審準備プロジェクト」が立ち上がります。病院長や事

図表4-5 ●電子カルテ更新プロジェクト（憲章）

電子カルテ更新プロジェクト（憲章）

【1】プロジェクト概要
　プロジェクト名：電子カルテ更新プロジェクト
　プロジェクトマネージャー：●●　●●

【2】目的
　200X年に導入した電子カルテシステムは、本年●月で導入から7年経過する。システムの安全性の確保、操作性の向上、機能拡張などを目的にシステム更新を行う。

【3】プロジェクトの最終目標
　200Y年●月●日までにシステム更新を完了する。

【4】プロジェクトの主要スコープ
　更新するシステム
　　・電子カルテシステム
　　・医事会計システム
　　・PACSシステム
　　・〇〇〇システム
　　・▲▲▲システム

【5】要約マイルストーン・スケジュール
　　・〇年〇月　プロジェクト発足
　　・〇年〇月　次期システム決定
　　・〇年〇月　データ移行完了
　　・〇年〇月　新システム稼働

【6】要約予算

項目	費用
電子カルテシステム	〇〇〇千円
医事システム	▲▲▲千円
PACSシステム	△△△千円
・	
・	

図表4-6 ● 機能評価受審査プロジェクトの例

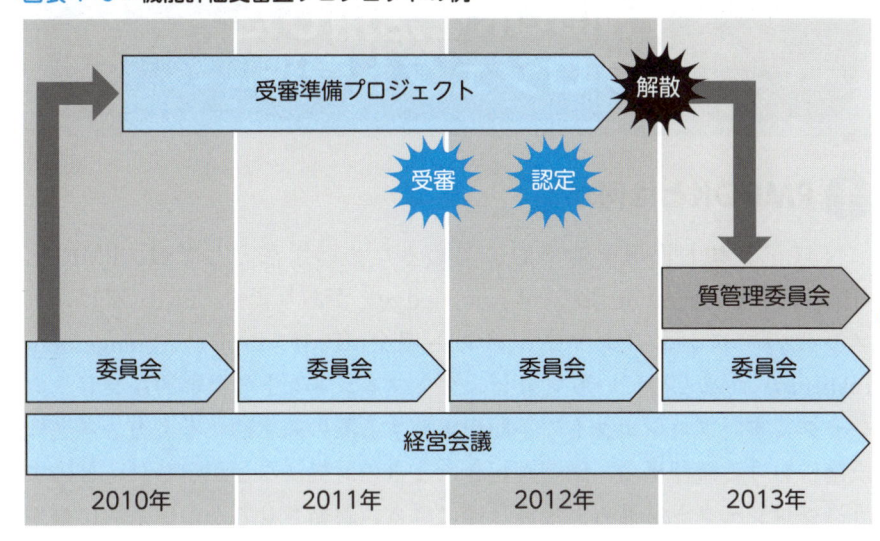

	2010年	2011年	2012年	2013年
	受審準備プロジェクト → 解散		受審 認定	質管理委員会
	委員会	委員会	委員会	委員会
	経営会議			

　務長をプロジェクトリーダーに据えて、自己評価調査票の項目を1つひとつ確認しながら院内の規定類や運用を整えていく作業が続いていきます。院内周知も必要ですし、患者さんへのインフォメーションも欠かせません。病院全体が一体となって取り組む必要があります。

　審査が終わり、認定を受けたあとでも継続的に改善すべき問題が残っていることが多く、多職種連携での活動のしやすさから、常設の委員会のように次の認定更新まで「プロジェクト」のまま残して、メンバーが入れ替わっていくという状態になっているケースも見受けられます。この場合、すでに働き方は「委員会」になっています。プロジェクトとはあくまでも一話完結型業務であり、一時的な期間限定の活動です。定例の会議を持ち、長期的に現状を把握しつつ、ルーチン業務を行うのであれば、正式に「委員会」として位置づけて、継続的な活動と評価を行っていくことが望ましいでしょう。

　プロジェクトは、病院機能評価の認定を受けて報告書の作成などの「まとめ」作業が終わった段階で解散します。そうすることでプロジェクトという一時的な活動が明確になり、その運用が管理しやすくなります。

4 PMBOKを活用したプロジェクト管理

① PMBOKとは何か

　プロジェクト管理を効率的に進めるための手法としては、PMBOK（Project Management Body of Knowledge）があります。PMBOKは、アメリカのプロジェクトマネジメント協会（PMI：Project Management Institute）がまとめているプロジェクトマネジメントの標準的なフレームワークです。プロジェクトの手順や実施する際の基本的な考え方、各進捗段階における確認事項、問題が起きたときの対処法などが示され、どのようにプロジェクトを進め、最終目標に導き、終結させるかが体系的に書かれているものです。

② 5つのプロセス群と10の知識エリア

　PMBOKの管理知識体系は、5つのプロセス群と10の知識エリアで整理されています（図表4-7）。5つのプロセス群は「立ち上げ（Initiating）」、「計画（Planning）」、「実行（Executing）」、「監視・コントロール（Monitoring & Controlling）」、「終結（Closing）」に分類され、10の知識エリアは「統合」、「スコープ」、「タイム」、「コスト」、「品質」、「人的資源」、「コミュニケーション」、「リスク」、「調達」、「ステークホルダー」のマネジメントです。

　すでに実績のある標準化されたフレームワークを活用することは、プロジェクトの失敗のリスクを軽減する意味でも有効であると思います。新規事業の立ち上げなどはゴールが決まっていてもその過程で不測の事態が発生したり、思わぬ方向へ進展することで当初の計画通りに進まないばかりか、そもそも計画さえ十分に立てられない部分があったりするものです。したがって、プロジェクト全体を把握し、管理する必要があります。

図表4-7 ● PMBOKの5つのプロセス群と10の知識エリア

5つのプロセス群

立ち上げ Initiating → 計画 Planning → 実行 Executing → 監視・コントロール Monitoring & Controlling → 終結 Closing

10の知識エリア

統合マネジメント	プロジェクトマネジメント全体の管理
スコープマネジメント	プロジェクトの対象の把握と管理
タイムマネジメント	スケジュール管理
コストマネジメント	資金面の管理
品質マネジメント	品質管理
人的資源マネジメント	プロジェクトメンバー、要員の管理
コミュニケーションマネジメント	プロジェクトのステークホルダー間のコミュニケーションの管理
リスクマネジメント	プロジェクトを実施する際のリスク把握と管理
調達マネジメント	購入や調達による外部資源の取り入れと管理
ステークホルダーマネジメント	ステークホルダーの特定、管理

❸ 統合マネジメントによるプロセス管理

　すべてを臨機応変な対応で進めてしまうと、進むべき方向からずれてしまったり、想定外のコストがかかり、中断せざるを得なくなることも考えられます。プロジェクトの目的から外れないようにするためにも統合マネジメントによるプロセス管理を行っていくことをおすすめします。

　PMBOKの用語や表現が病院での日常業務とかけ離れているように感じるかもしれませんが、患者さんの診療プロセスに当てはめるとわかりやすいと思います（図表4-8）。

　患者さんの診療はまさにプロジェクトです。検査や診察で患者さんの診断を行い、治療すべき疾患を明確にして治療計画を立てます。どれくらいの期間がかかるのか、どのような薬を用いるのか、経過を観察すべき点は何か、治癒の基準は何か、この疾患から他の疾患を併発する可能性はあるのか、その予防や対処にはどのようなことが必要かなど、リスク管理をし

図表4-8 ● PMBOKの診療プロセスへの置き換え

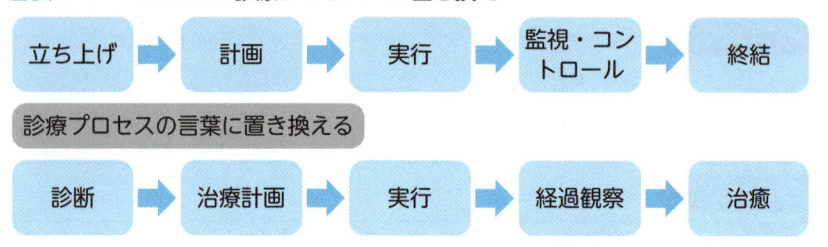

立ち上げ → 計画 → 実行 → 監視・コントロール → 終結

診療プロセスの言葉に置き換える

診断 → 治療計画 → 実行 → 経過観察 → 治癒

ながら治療を進めていきます。

　セラピストや薬剤師、栄養士など多職種がどのようにかかわり、治療をサポートするかなど、患者さんの治療では当たり前のように行っている「管理」を、新規事業を進めるなかで行っていきます。

❹ スコープを明確にすれば、ゴールを見失わない

　PMBOKについて詳しく述べることは別の機会に譲りますが、10の知識エリアのうち、医療機関のプロジェクトのなかでも特に管理が難しいスコープについて簡単に触れておきます。スコープとはプロジェクトの対象の把握と管理、つまりプロジェクトが取り扱う課題の範囲を明確にし、範囲が広がってしまったときの対処を行うことです。実は病院のなかでプロジェクトを進める際にこのスコープの管理が曖昧になりやすいのです。簡単な例で示してみます。

　あるスーパーマーケットの鮮魚売り場のリニューアルを行うプロジェクトのスコープについて考えます（図表4-9）。目的は「鮮魚売り場のリニューアル」です。つまり、スコープは「鮮魚売り場」であり、隣りにある青果売り場や乳製品売り場、このスーパーで一番の売り上げを誇る日用品売り場は対象外です。プロジェクトで推進する作業は鮮魚売り場の業務の見直しや取り扱う魚種の再選考、売り場のレイアウト変更であり、改修費用を見積もり、最終的な売り上げ目標を定めて期限までにリニューアルオープンをさせることでプロジェクトは終結します。

　病院に置き換えて考えましょう（図表4-10）。病院の3か年計画を作成するプロジェクトを行う場合、目的は「病院の3か年計画」です。ついで

❹ PMBOKを活用したプロジェクト管理

図表4-9 ● スコープの例

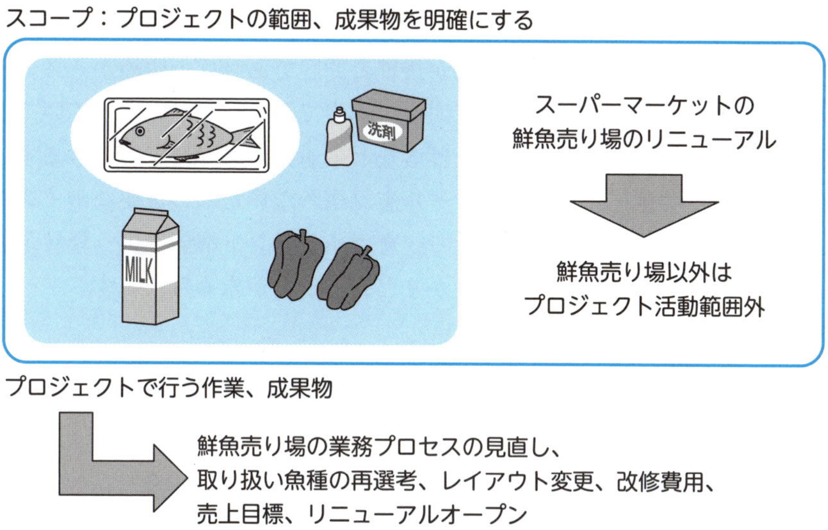

スコープ：プロジェクトの範囲、成果物を明確にする

スーパーマーケットの
鮮魚売り場のリニューアル

⬇

鮮魚売り場以外は
プロジェクト活動範囲外

プロジェクトで行う作業、成果物

↳ 鮮魚売り場の業務プロセスの見直し、
取り扱い魚種の再選考、レイアウト変更、改修費用、
売上目標、リニューアルオープン

図表4-10 ● 病院に置き換えたスコープの例

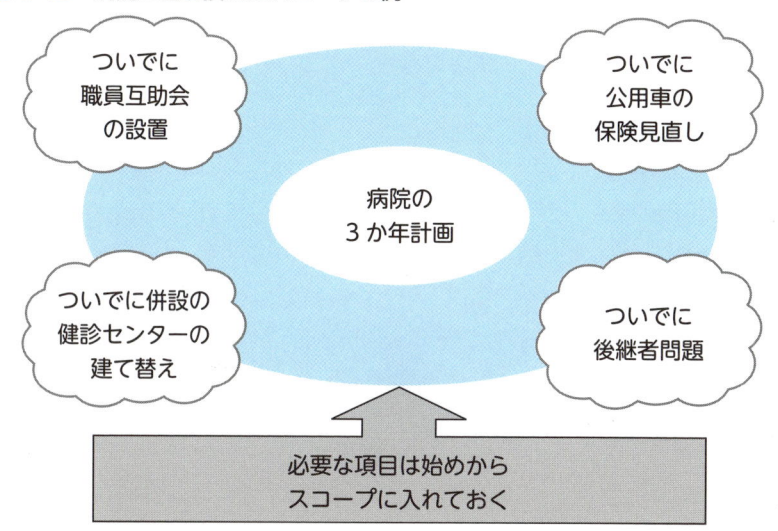

- ついでに職員互助会の設置
- ついでに公用車の保険見直し
- ついでに併設の健診センターの建て替え
- ついでに後継者問題

病院の3か年計画

⬆ 必要な項目は始めからスコープに入れておく

途中でスコープが広がったら
プロジェクト中断、別プロジェクト立ち上げを検討する

第4章 新規事業の企画とプロジェクト管理

に後継者問題、併設の健診センターの建て替え、職員互助会の設置など「関連するから」という理由で手を広げてしまうと焦点がぼやけてしまいます。もちろん、病院の３か年計画の要が後継者問題であれば、始めからスコープとして計画に入れておくべきですが、途中でスコープが広がっていくようなら別のプロジェクトを立ち上げるなどの対処が必要になってきます。

　スコープを明確にすることはゴールを見失わないための重要なポイントです。プロジェクトを進めるうえで統合マネジメント機能を担う経営企画部門は、このスコープ管理をしっかりと行うことが求められます。

5 プロジェクトマネジメント成功のカギ

1 チームリーダーの役割

　プロジェクトを進めるうえで忘れてはならないのは、プロジェクトはチームで取り組むということです。チームとは目的中心の活動を相互補完しながら進めていく集団です。各部門から集められてきた「個人の集団」を「よいチーム＝パフォーマンスの高いチーム」につくり上げていかなくてはなりません。プロジェクトにはマネージャー、リーダー、ファシリテーター、メンバーという役割があります（図表4-11）。

　それぞれの役割を整理すると、プロジェクトマネージャーとは管理者のことで、プロジェクト全体の管理を行い、最終的な意思決定を行うプロジェクトの責任者です。リーダーは各プロセスの実行を指揮する役割を持ち、大きなプロジェクトであれば、複数のプロセスがありますからリーダーはそれぞれのプロセスごとに置かれます。たとえば、病院機能評価受審のためのプロジェクトであれば、ケアプロセス部門のリーダー、組織管理部門

図表4-11 ● チーム育成のリーダーシップ

		会議での役割	プロジェクトでの役割
マネージャー	管理者	開催者 議案提示	全体の管理 意思決定
リーダー	先導者	結論へ導く	各プロセスの実行
ファシリテーター	促進者	議論を促進する	メンバーの主体性を引き出す

院内のプロジェクトでは1人3役になる場合があります

⇩

どの役割を果たす場面かを常に考えながら行動する

のリーダーなどが置かれることになります。

　ファシリテーターはメンバーの主体性を引き出す役割です。全体会議やプロセスごとの打ち合わせで、メンバーの意見を引き出し、十分な議論ができるように促したり、メンバー間の意見を調整したり、相互理解を深めるような対話を促進する役割です。とはいうものの院内の「プロジェクト」では、1人がすべての役割、1人3役になる場合があります。プロジェクトのマネージャーであり、リーダーであり、会議では議題を提示しつつファシリテーターとして議論を深めなければならないという場面はよくあります。そのような場合は、自分が今「どの役割を果たす場面か」を常に考えながら行動するとよいでしょう。

❷ チーム育成のリーダーシップ

　では、チームとはどのようにつくられていくのでしょうか。アメリカの心理学者ブルース・W・タックマンによれば、集められたメンバーが「パフォーマンスの高いチーム」になっていくには形成期、混乱期、統一期、機能期、散会期の5つの段階があるといわれています（図表4-12）。リーダーは段階ごとにチーム状態をよく把握しておく必要があります。

①形成期（Forming）

　まず形成期は、集められたばかりでお互いをよく知らない時期です。この時期は会議や打ち合わせもあまり発言がなく、なんとなくよそよそしい感じがするでしょう。

②混乱期（Storming）

　プロジェクトの全体像が見えてきて、各メンバーが自分の役割について認識できてくると、責任範囲の考え方や進め方について意見が出始めます。この段階がリーダーにとって一番大変な時期になるのではないでしょうか。極端な意見対立や人間関係の問題が起こった場合は別ですが、ここはじっくりと話し合い、メンバー間の意見を調整し、どうすればチームとして活動できるかという視点でチームを導いていきます。意見調整が困難だから

図表4-12● チーム形成過程　タックマンの5段階

- 形成
  - ・お互いをよく知らない
  - ・よそよそしい
- 混乱
  - ・各自の役割と責任等について意見が対立
- 統一
  - ・行動規範が確立
  - ・他人の考え方を受容
- 機能
  - ・チームに結束力と一体感
  - ・パフォーマンス発揮
- 散会
  - ・時間的な制約、目的の達成等の理由によりメンバー間の相互関係を終結

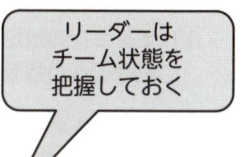

（リーダーはチーム状態を把握しておく）

といって安易なメンバー交代を繰り返してしまっては、いつまで経っても混乱期を越えることはできません。

③統一期（Norming）

統一期になると、メンバーそれぞれが相互の考えを受容し、チームとしての行動規範ができ、同じ目的を果たすための役割分担と相互協力意識が芽生えてきます。

④機能期（Performing）

統一期を乗り越えるとチームとしてのパフォーマンスが格段に上がってきます。ここで気をつけることは「例外をつくらない」ことです（図表4-13）。メンバーのなかに特別扱いがあると行動規範が形骸化してしまいます。病院でよくあるケースでは「医師は別扱い」、「看護師は別で打ち合わせ」など職種による例外扱いです。確かに病院は職種により仕事の内容がまったく異なり、忙しい時間帯も異なります。全員が集まりやすい時間がなかなか見つけられないという現実もあります。

しかし、「○○先生は忙しいから会議は呼ばなくていいです。あとでリーダーが報告します」というように、始めから仲間外れにしてしまっていることもあるのではないでしょうか。メンバー全員が集まれるように打ち

図表4-13 ●チーム育成に必要なもの

1) ビジョンの設定とコミットメント
   具他的な目標を全員で共有
2) プロジェクトのルール
   ルールを遵守し、遵守させること
3) コミュニケーション
   オープンで活発なコミュニケーションを行う
4) リーダーシップ
   マネージャー、リーダーのリーダーシップ

（例外をつくらない）

合わせの時間を工夫する、議案をメーリングリスト等で事前に提示して意見をまとめてきてもらうなど、会議の持ち方を工夫してチームが一体感を持てるような働きかけを行っていきましょう。

　チームが結束し一体感が生まれれば、パフォーマンスの高い活動ができるようになってきます。チームがここまでまとまってくれば、リーダーはプロセスの実行、リスクマネジメント、プロジェクト全体の進捗との調整などを中心に行っていくことになります。

⑤散会期（Adjourning）

　時間的な制約、目的の達成等の理由によりメンバー間の相互関係を終結します。

❸ リーダーとしての意思決定

　ピーター・F・ドラッカーは『プロフェッショナルの条件』（ダイヤモンド社）のなかで、リーダーシップについて次のように述べています。
「リーダーシップの本質とは、カリスマ性でも資質でもない。目標を定め、優先順位を決め、基準を定め、それを維持することである。リーダーは、リーダーシップを仕事であり、責任であると考え、信頼が得られる存在でなければならない」

図表4-14 ● リーダーシップとは

> 「リーダーシップ」とは
>
> リーダーシップの本質とは、カリスマ性でも資質でもない。
> 目標を定め、優先順位を決め、基準を定め、それを維持することである。
> リーダーは、リーダーシップを仕事であり、責任であると考え、信頼が得られる存在でなければならない。
> 　　　　　　　　（ピーター・F・ドラッカー『プロフェッショナルの条件』より）

裏側から見ると……
　こんな人はリーダーにしてはいけない

1. 自分自身の考えがない
2. 人に信頼されない（好き嫌いとは違う）
3. 実行力が伴わない
4. 意思決定できない、物事の優先順位が決められない
5. 詰めが甘い

　　　　　　　　　　　　　　　　　　　　　　などなど

　つまりリーダーには、自分自身の考えをしっかり持ち、物事の優先順位を決めて意思決定するという資質が求められています（図表4-14）。前述したチーム形成の第2段階、混乱期の意思決定を例にとって考えてみましょう。

　メンバー間の意見が対立してしまったコンフリクト状態を解消するには、次に挙げる5つの解決方法があります（図表4-15）。

- **・強制的にどちらかの意見を採択する**
- **・感情的な対立をいったん鎮めて様子を見る**
- **・妥協案を提示する**
- **・徹底的に話し合って合意形成に導く**
- **・どちらの意見も採用せず解決をあきらめる**

　意見対立の内容をよく把握し、影響範囲なども考慮したうえでリーダーが解決策を判断します。医療従事者は問題に対峙し、納得いくまで話し合う「解決」を選びがちです。もっともよい策ではありますが、時間的制約

図表4-15 ● コンフリクトの解消法

強　制	命令により解決を図る	Win-Lose
鎮　静	解決したことにする	──
妥　協	ギブアンドテイク	Win-Win
解　決	問題に対峙し解決する	Win-Win
撤　退	解決することをあきらめる	Lose-Lose

「解決」を求めすぎると先に進めない

があるプロジェクトでは、先に進めることも大切です。目的を達成するためにどうすべきか、優先順位を決めてリーダーとして判断をしていきます。

❹ 変革を進めるリーダーシップ

　プロジェクトは一話完結型業務です。「今までとは違う何か」をつくり出す業務でもあります。通常の業務とは違う何らかの変革を病院内にもたらすことになります。ジョン・P・コッターは著書『企業変革力』（日経BP社）のなかで、プロジェクトにおける8段階のプロセス（「課題認識」、「推進チームの結成」、「ビジョン策定」、「ビジョン伝達」、「実現へのサポート」、「短期的な成果を上げる」、「さらなる変革を起こす」、「変革を文化として根づかせる」）を示しています（図表4-16）。

　病院内のプロジェクトでもっとも重要なプロセスは5番目「実現へのサポート」です。プロジェクトは通常業務とはまったく違う動きのなかで進めることが多く、課題が与えられ、役割が与えられてもなかなか自発的に動けない職員が多いのが現状です。プロジェクトを進めるマネージャー、リーダーは職員が自発的に動けるような環境づくり、体制づくり、病院全体の意識改革を行っていかなければなりません。そのなかで小さな成功体験を積み重ねていくことでプロジェクトは確実に前に進んでいくでしょう。

　経営企画部門は常に変革を起こしていく部門です。「変革を文化として根づかせる」というプロセスは自分たちで抱え込むのではなく、プロジェクトが完了したら通常業務として残すものを現場に戻していくことです。新しい仕組みや取り組みが、一度きりのパフォーマンスで終わってしまわ

図表4-16 ● プロジェクトにおける8段階のプロセス

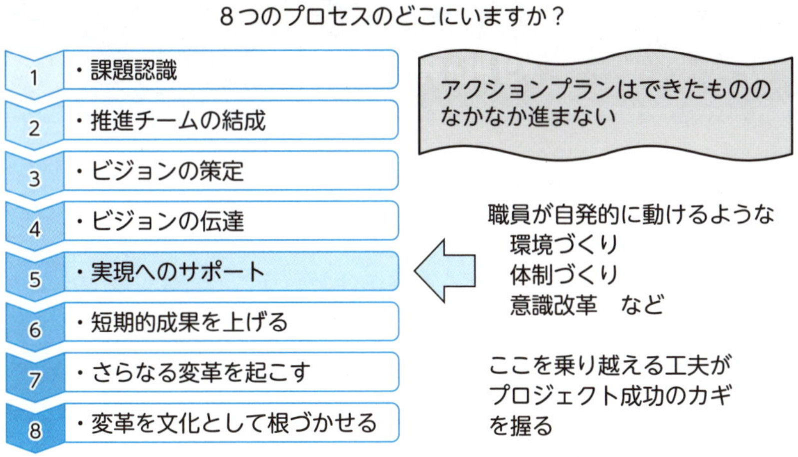

8つのプロセスのどこにいますか？

1. ・課題認識
2. ・推進チームの結成
3. ・ビジョンの策定
4. ・ビジョンの伝達
5. ・実現へのサポート
6. ・短期的成果を上げる
7. ・さらなる変革を起こす
8. ・変革を文化として根づかせる

アクションプランはできたもののなかなか進まない

← 職員が自発的に動けるような
　環境づくり
　体制づくり
　意識改革　など

ここを乗り越える工夫がプロジェクト成功のカギを握る

新しい仕組みや取り組みが、一度きりのパフォーマンスで終わってしまわないように継続的に見守る必要はありますが、いつまでも抱え込んでいては次の変革は起こせません。常に新しい企画を進める気持ちを持ち続けましょう。

6 予測されるリスクの管理と対応策の準備

① 4つのリスク対応パターン

　経営企画部門にはリスクオフィサーとしての働きが求められることは前述しました。リスクとは危険性、不確実性ということです。プロジェクトを進めるうえで予測されるリスクに対して、どのように対応するかもあらかじめリスク計画として立てておくことが重要です。

　リスクへの対応方法は大きく分けると4つのパターンがあります。リスクを避ける「回避」、リスクによるダメージを他に移管する「転嫁」、リスクによるダメージを少なくする「軽減」、リスクを受け入れる「受容」です（図表4-17）。

　どの対応を選ぶかは影響度によります。発生確率が高く影響度が大きいものはあらかじめ回避する策をとりますし、発生確率が低く影響度も小さいものなら対応策を用意して、受け止めていくことになります。

　たとえば、「家が火災になる」というリスクは火の元に注意するなどの自助努力はもちろんですが、万一の際の影響度が大きいため火災保険に入ります。そうすることで火災が起きたときに保険金がもらえて立て直しができるように負担を移管しておきます。また「事故で電車が遅れて出勤が間に合わなくなる」というリスクに対しては、家を早く出るなどの日頃の心構えも大切ですが、実際に電車が止まってしまった場合、タクシーに乗るというアクションを起こして出勤するという対応をとります。同じように、プロジェクトを進めるうえにおいても、どのようなリスクが内在しているかを見極める感性が必要になってくるのです。

② 医療者は「回避」を選びがち？

　医療者はリスク対応策として、どうしても「回避」を選びがちです。患者さんに対する治療や療養におけるリスクは生命に直結することも考えら

図表4-17 ● リスクとは何か

リスクとは危険性、不確実性

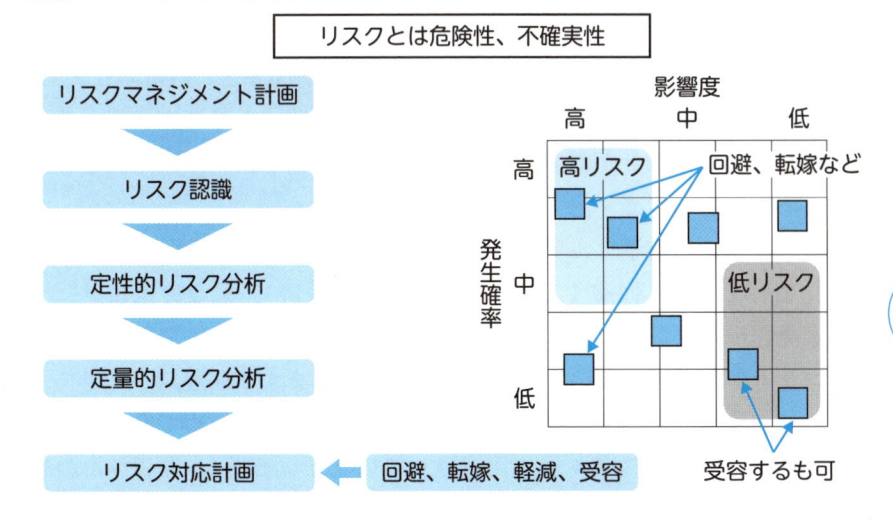

リスクマネジメント計画
↓
リスク認識
↓
定性的リスク分析
↓
定量的リスク分析
↓
リスク対応計画 ← 回避、転嫁、軽減、受容

影響度（高・中・低）／発生確率（高・中・低）のマトリクス：高リスク、低リスク、回避・転嫁など、受容するも可

れます。そのためリスクに対する感性は鋭く、わずかな可能性であっても発生した場合の悪影響を恐れて「回避」します。これはとても重要な感性なのですが、新規事業の立ち上げや病院の機能再編、新しい電子カルテシステムの導入や人事考課制度の見直しなど、診療以外の業務においてもすべてのリスクを回避しようとする意識が働いてしまっては、どんなプロジェクトも成り立ちません。

❸ リスクを評価して対策を立てる

そもそも、すべてのリスクを「回避」することは不可能です。そこにこだわりすぎてしまうと先に進めなくなってしまいます。リスクオフィサーとしての役割を担う経営企画部門は、このような医療者の特性を理解しつつ、最適なリスク対応手段を選択していく判断力と職員を安心させる説得力が求められるでしょう。そのためにはリスク特定、リスク分析、リスク評価というリスクアセスメントをしっかりと行い、その影響度を把握することが重要になってきます。

たとえば、電子カルテシステムを導入するという事業に対して、「落雷

で停電し、病棟の電子カルテ端末が起動しなくなったときにたまたま患者さんの急変があり、カルテを見ることができなくなったら困る」というリスクが指摘されたとしましょう。このケースを分析すると、落雷のリスク、落雷により停電するリスク、電子カルテ端末が故障するリスク、患者さんの急変リスク、カルテが参照できないリスクが想定され、それぞれを分けて考える必要があります。

　落雷のリスクは電子カルテであってもなくても自然現象として一定の割合で発生しますし、回避する策はありません（受容）。急な停電に対しては自家発電機が作動するので、病棟の端末のうち数台を自家発電に切り替わるコンセント側につないでおくことで回避できます（回避）。

　すべての病棟のすべての端末が同時に故障する割合は極めて低く、予備のパソコンは常にシステム室に用意されています（転嫁）。患者さんの急変時はまず緊急対応を行うため、その間に移動可能なノートパソコンを用意しますが、当該病棟のパソコンが壊れていて使えなくても他の病棟のもの、またはシステム室の予備のノートパソコンを準備して使うことができます（軽減）。このようにリスクを評価して対策を立てる判断力が求められます。

第5章

経営企画部門の人材に求められるスキル

1 「思い」をマネジメントする力

❶ 職員満足度の高い職場づくり

　経営企画部門の役割について述べてきましたが、その役割を果たすための人材にはどのようなスキルが求められるでしょうか。求められるスキルをまとめたものが図表5-1です。

　医療機関で働く職員の多くは資格（ライセンス）を持っています。患者さんに最善の医療を提供するという共通の目的を持ち、それぞれの専門知識、技術を最大限に活用して役割を果たす職人たちの集団ともいえます。そのため一般企業に比べて組織コミットメントが弱い傾向にありますが、自分たちの技を磨き、最良の医療を提供したいという思いはとても強いものがあります。経営企画部門はこの最高の役者たちが最高のパフォーマンスを発揮できる最高の舞台、つまり働きやすい職場を用意する働きを担っています。

　働きやすい職場とは、どのような職場でしょうか。まずは自分の能力を発揮できる仕事があること、良好な人間関係の「仲間」がいること、やりたいことができることなどが思い浮かびます。自分の仕事にやりがいを感じる、満足感を感じることは重要な要素であると思います。

　医師であれば患者さんの苦痛を早く取り除くこと、セラピストであれば1日でも早くリハビリを始めて患者さんの回復を早めたいなど、そのすべては「患者さんのため」という思いに根ざしていることに変わりはありません。この専門職の職員満足度はとても大切だと思っています。まずは本業での満足感を得ることが働きやすさの第一ではないでしょうか。

　そのためにはヒアリングが重要です。医師や看護師、メディカルスタッフなど多くの職員からよく話を聞きましょう。皆が思っていること、感じていることはたくさんありますが、一部の人たちだけが満足するような状態は好ましくありません。多くの職種の意見を集め、全体最適のためには

❶ 「思い」をマネジメントする力

図表5-1 ● 経営企画部門の人材に求められるスキル例

> 知識：医療制度、医療・病院管理、人材育成の知識、経営情報学
> 　　　組織マネジメント、リスクマネジメント、プロジェクトマネジメントなど
> 技能：情報処理技術、統計処理技術、ネットワーク、データベース、
> 　　　情報セキュリティ、プレゼンテーションなど
> 資質：3C（Communication, Collaboration, Coordination）
> 　　　コーチングスキル、ファシリテーションスキル、メディエーションスキルなど

→ **職種間の潤滑油**
職種の"方言"を理解しライセンスの特性を理解したアプローチ

「思い」をマネジメントするスキル

どのような方向で進めるのがよいのかを常に意識することが大切です。全体として進むべき方向を定め、皆が納得して同じ方向に進めるように意思統一を図っていきます。

　時折、事務職員のなかには、ライセンスを持っていないことで「自分たちは何の役にも立たない」と感じてしまう方もいるようですが、そうではないと思います。むしろ専門性にとらわれない自由さを柔軟性に変えれば、職種間の潤滑油としての役割を担うことができます。

❷ 3Cスキルを活用して、相手の「思い」を知る

　もちろん、そのような働きをしていくためには、医療の知識や病院内で使われている言葉も身につけておく必要があります。同じ言葉、同じ表現を使うことは信頼を得るためのツールの1つです。相手の立場に立つとは相手を知り、「思い」を共有することです。思いとは曖昧な印象を与える言葉でもありますが、人の行動には欠かせません。どのような思いで働いているかに気を配ることが重要で、気持ちよく挨拶ができているのか、挨拶しないと怒られるから挨拶しているのかで、同じ挨拶でも裏にある思い

が違えば相手に与える印象は変わってきます。

　また、思いの根底には深層の要求が潜んでいることがあります。本当に望んでいることへの応答があったときに、人は「安心」を感じます。たとえば、外来の待ち時間が長いことで受付に抗議してきた患者さんがいたとします。この方は表層としては「待たされている苛立ち」が感じられますが、その「苛立ち」の背景にある思いはなんでしょうか。次の予定が入っていて、時間が気になっているのか、検査の結果を聞きに来ていて結果が心配で不安なのか、自分よりあとから来た他の患者さんが先に診察室に入ったことが気になっているのか、自分が忘れられているのではないかという不安を感じているのかなど、いろいろな背景が考えられます。この背景にある思いに共感して応えることが思いを受け止めるということです。

　患者さんだけではなく、働いている職員に対しても同じです。専門職として働く職員はそれぞれに思いがあります。ライセンス特有のプライドもありますし、患者さんへのかかわりのなかで自分の思いの葛藤を抱えていることもあります。そのような思いに心を向けて、抱えている問題点を理解して、ともに改善策を模索することも重要です。まずは３Ｃスキル（コミュニケーション、コラボレーション、コーディネーション）をフル活用して常に情報収集に努め、専門職の職務満足度への理解を深めるところから始めましょう。

❸ シャドウ・ワークを評価する

　もう１つ重要な点はシャドウ・ワーク（影の労働）を評価することです。シャドウ・ワークとは哲学者イヴァン・イリイチが提示した概念で、生産活動を維持するために必要不可欠ではあっても、金銭の支払いの対象にならない労働のことを指しています。つまり、通常の業務に直接必要な知識や技術の習得ではなく、個人の自主的な意志と裁量による創造的な仕事、業務外の自主勉強会や個人のスキルアップ活動などのことです。シャドウ・ワークは個人の資質や感性に大きな影響を及ぼし、人間性の幅や対応力の柔軟性などを拡げてくれます。その影の活動を評価していくことも思いをマネジメントする重要な要素となります。

専門性はときとして、細分化のアリ地獄に陥る危険性があります。病院内の会議や委員会で時折起こることですが、医療従事者は特にリスク感性が鋭いため、何か新しい運用を決める打ち合わせをしていても、「特殊な例外事例をどうするか」に議論が集中することがあります。リスクマネジメントとしては当然考えておかなくてはいけないことですが、その細部に議論が集中するあまり、全体が見えなくなることがあります。

　経営企画部門は常に全体最適を意識したファシリテーションを行い、そのうえで内在するリスクへの対策を検討するように話し合いを進めていく役割があります。効率のよい会議・委員会の運営は病院全体の活性化につながります。

　医療経営には「専門性が必要」と思われがちですが、専門的な知識があればよいということではないと思います。もちろん、医療機関で働くうえで必要な医療用語や医学の知識もあります。コミュニケーションを図るうえでは共通の言語、表現を使うことはとても有効ですし、それゆえの仲間意識も生まれてきます。しかし、それだけでは業務改善、健全経営、医療の質向上などといったところで医療従事者の納得を得ることは難しいでしょう。その提案が「患者さんのためになる」という思いを共有できなければ、医療従事者の行動変容は引き出しにくくなります。

❹ 前向きな「思い」を引き出す豊かな人間性

　医療従事者の深層要求でもある「患者さんのためになる」という納得感を共有し、行動変容を引き出すために必要なものは、思いを受け止め、その思いに寄り添う感性、思いを引き出すマネジメント力を備えた豊かな人間性です。人は思いで動きます。思いが変われば行動が変わり、結果が変わってきます。子どもっぽいと思われがちな事例ですが、「そんなわれ方をされるとやりたくなくなります」とか、逆に「あの人に頼まれたのだからやります」とか、実際にはよくあることではないでしょうか。

　どうすれば深層の要求に触れて、前向きな思いを引き出すことができるのか、その感性が求められます。それは生命の大切さへの感性ともいえます。医療従事者は「生命」を取り扱う職種です。職業倫理観としての「生

命倫理観」を持っています。生命の存続も終焉も患者さんにとって最善であってほしいという思いを持っています。経営企画部門にもその思いに共感する感性が必要なのです。

❺ 推進役としてのリーダーシップ

　誰からも認められるリーダーシップを備えていることも、もちろん重要です。重大な意思決定も、プロジェクト推進の役割を担うときも、リーダーシップは欠かせません。リーダーシップとは目標を定め、優先順位を決め、基準を定め、それを維持することです。さらに、責任を持つことであり、リーダーはメンバーから信頼が得られる存在でなければなりません。

　重大な問題や複雑な課題が起こった場合、リーダーが「解決」を求めすぎると先に進めなくなってしまうことがあります。ケースによっては全体の最適化を考え、撤退や妥協といった解決策を選択する意思決定を行うのもリーダーシップです。経営企画部門は常に全体を把握し、個別最適になりがちな医療機関の意思決定を全体最適に導く役割もあるのです。

2 組織を動かすプレゼンテーション力

❶ 相手に伝える力を磨く

　どんなに優れた分析をしても、どんなにすばらしい企画を用意しても、実際に現場で動く人たちにきちんと伝わらなければ何の意味もありません。経営企画部門の人材には相手に伝える力、つまりプレゼンテーション力も大切なのです。

　自らの説明で専門職である医療従事者の納得感を得るためには、経営はもちろんですが、医療、看護、医療保険制度等の知識も不可欠です。また、エビデンスデータを効果的に可視化し、提示するための統計処理能力も求められます。

❷ プレゼンテーションストーリーの組み立て方

　プレゼンテーションはただ伝えたいことを並べ立てればいいわけではなく、ストーリーが重要になります。まずは何のためのプレゼンテーションかをよく整理してから、「伝えるストーリー」を組み立てましょう。整理のポイントは「目的」、「テーマ」、「論点」の3つを明確にすることです（図表5-2）。

①目的を明確にする

　まずはそのプレゼンテーションが報告なのか、課題提示なのか、議論を必要とするのかを明確にしておくことです。たとえば、診療実績の報告をするときに報告が目的であれば、実績がわかりやすく伝わるような資料を用意して、院内の実績を網羅するように心がけます。

　もしも、実績について何らかの課題がある場合は、その課題が明確になるような資料を用意します。ポイントを絞って、少し背景や経緯がわかるような補足資料をつけても効果的です。

図表5-2 ●何のためのプレゼンテーションかを整理する

目的を明確に	・報告なのか ・課題提示なのか
テーマを明確に	・伝えたいことは何か ・何に気づいてほしいのか
論点を明確に	・賛否を問うのか ・意見を集めるのか

②**テーマを明確にする**

　次に、伝えたいことは何か、何に気づいてほしいのか、テーマを明確にします。「診療単価が下がっていることに気づいてもらい、危機感を共有したい」、「患者さんの診療待ち時間が短縮してきていることを伝えて、各診療科の取り組みを評価し合う場にしたい」など明確な意図を持つことが大切です。

③**論点を明確にする**

　プレゼンテーションの内容について賛否を問うのか、意見を集めるのか、共通認識を持つのかなど論点を明確にします。「とりあえず報告してみて、反応次第で議論になってもいいかな……」というような曖昧なプレゼンテーションでは、話す側も聞く側も中途半端になり、結果として価値ある議論には発展しないでしょう。当然ながら、聞く側にどのようなアクションを求めているかで事前の準備も変わってきます。

❸ プレゼン事例①　在院日数短縮による稼働額の改善

①**在院日数の短縮が見込まれる診療科は？**

　たとえば、在院日数を調整するためのプレゼンテーションを医師向けに行う場合について考えてみます(図表5-3)。まず目的は在院日数を短縮し、新入院患者数を増やして増収すること、つまり稼働額のアップです。単に在院日数を短縮するだけでは在院患者数が減少して稼働額は下がってしま

図表5-3 ● ストーリーの整理（事例①）

目的を明確に	・稼働額アップ
テーマを明確に	・在院日数を短縮して症例数を増やしたい
論点を明確に	・在院日数は短縮できるか

（テーマ部分への吹き出し）今回はここをフォーカス　救急受入れを増やすにも、ベッドコントロールができていないと受け入れられない

（論点部分への吹き出し）一律に1日短縮は非現実的であるため調整可能な疾病を探る

いますから、テーマは稼働率を維持しながら、どのようにして在院日数を短縮し、症例数を増やせばいいかということになります。

すべての診療科で一律に在院日数を1日短縮することは現実的ではありません。したがって、どの診療科のどの疾患であれば短縮が可能かという論点が必要になります。実際のプレゼンテーションでは「○○科の××症例は在院日数の短縮が見込まれるため、症例数を増やして1か月の稼働額を上げよう」というストーリーを目指します。

② **自院と他院の実績を比較する**

まずは、症例数上位の疾患について調査を行います。疾患ごとに平均在院日数、患者さんの平均年齢、症例数を調べ、バブルチャートでグラフにして可視化します（図表5-4）。同じ疾患でも年齢が高いほど併存病名が多くなり、在院日数は長めになる傾向があります。普段から自院の患者さんの年齢構成を知っておくことも大切です。

次に厚生労働省の統計などから他院の実績と自院を比較して、在院日数

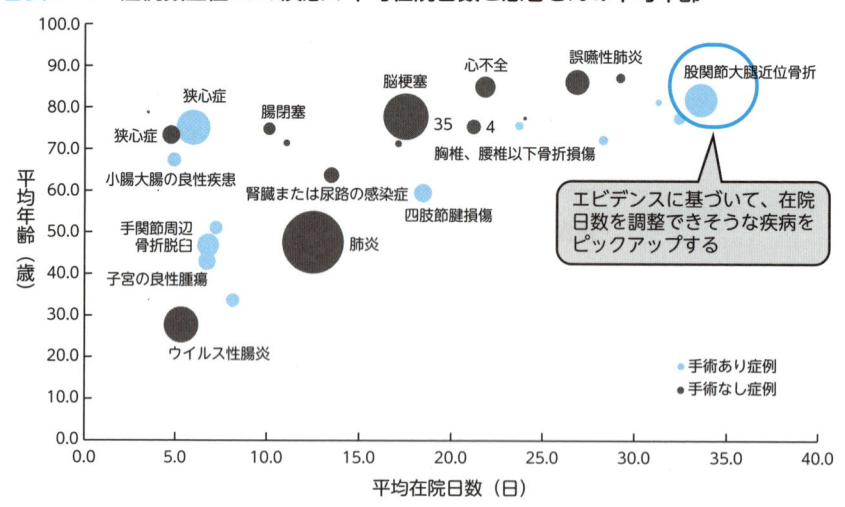

図表5-4 ● 症例数上位20の疾患の平均在院日数と患者さんの平均年齢

[グラフ：横軸 平均在院日数（日）、縦軸 平均年齢（歳）。プロットされた疾患：狭心症、狭心症、小腸大腸の良性疾患、手関節周辺骨折脱臼、子宮の良性腫瘍、ウイルス性腸炎、腸閉塞、腎臓または尿路の感染症、肺炎、脳梗塞、胸椎、腰椎以下骨折損傷、四肢節腱損傷、心不全、誤嚥性肺炎、股関節大腿近位骨折。凡例：手術あり症例、手術なし症例。吹き出し：「エビデンスに基づいて、在院日数を調整できそうな疾病をピックアップする」]

が長めのものに焦点を当てます（図表5-5）。DPCで期間Ⅰ、Ⅱ、Ⅲの日数と比較して期間Ⅱまでに退院している人数の割合を調べることで、標準的な在院日数と比較することができます。この事例の場合は期間Ⅲでの退院が多いため、やや長めであることが客観的に示されます。

③在院日数短縮に向けた対策を立てる

　最後に在院日数が長めになっている要因を調査します。この事例では手術日を起点にして入院日から手術日までの日数と手術日から退院日までの日数を調査してみました。その結果を帯状のグラフを用いて可視化すると、入院から手術日までが長いことと、手術日から退院日までの日数のばらつきが大きく、治療計画が標準化されていない可能性が示唆されました（図表5-6）。したがって、在院日数を短縮するためには手術日までの待機を短縮することと、クリニカルパスに則った退院調整を推進することが対策として考えられます。

　実際には患者さんごとに経過は異なり、少なからずバリアンスは発生しますが、全体として治療計画が標準化できている病院とできていない病院

❷ 組織を動かすプレゼンテーション力

図表5-5 ● 厚生労働省の統計をもとにした実績比較

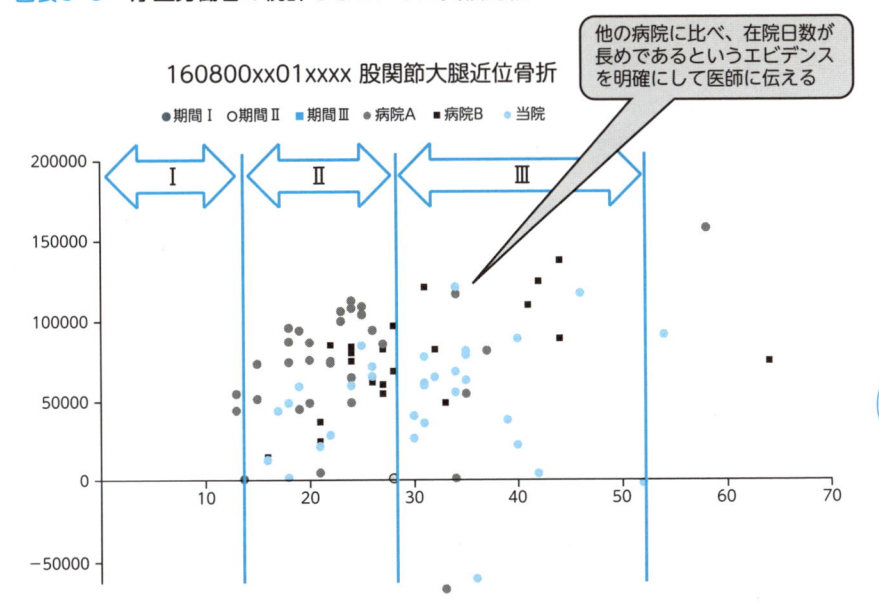

160800xx01xxxx 股関節大腿近位骨折

● 期間Ⅰ　○ 期間Ⅱ　■ 期間Ⅲ　● 病院A　■ 病院B　● 当院

> 他の病院に比べ、在院日数が長めであるというエビデンスを明確にして医師に伝える

図表5-6 ● 手術日を起点とした入院日、退院日の分布

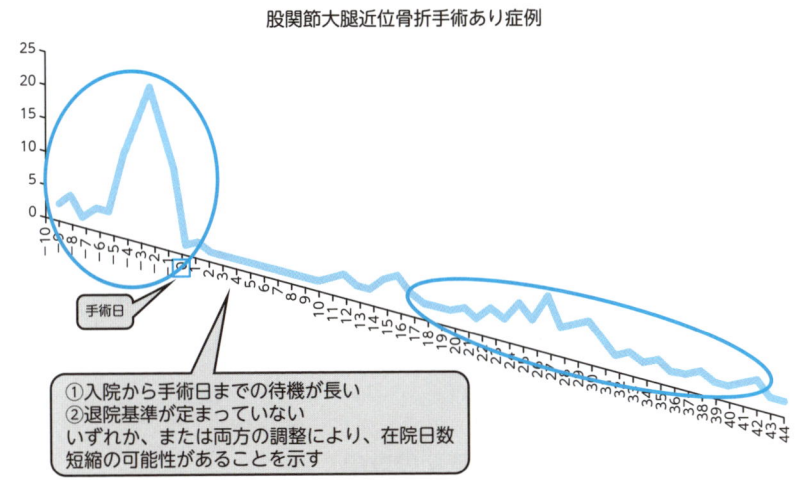

股関節大腿近位骨折手術あり症例

手術日

① 入院から手術日までの待機が長い
② 退院基準が定まっていない
いずれか、または両方の調整により、在院日数短縮の可能性があることを示す

第5章　経営企画部門の人材に求められるスキル

では何かしらの運用の違いがあるものです。その違いをデータにして、それをもとに明確にしていくことで改善につながるプレゼンテーションになっていきます。

❹ プレゼン事例②　新入院患者数増による稼働額の改善

①テーマによって分析・表現手法を変える

　同じように稼働額アップを目的としたプレゼンテーションの事例をもう1つ考えます。事例①では在院日数短縮がテーマでしたが、事例②では新入院患者数を増やすことがテーマになっています。表裏一体のテーマではありますが、どちらに重点を置くかで資料のつくり方、論点が変わってきます。今回の論点は新入院患者数をどのようにして増やすかということになります（図表5-7）。

　ここでは論理ツリーを使います（図表5-8）。そもそも患者さんはどのルートから入院してくるのかを整理します。患者さんの入院ルートは救急車による搬送、他院等からの紹介、そして自院の外来からの3つです。それぞれの患者数を増やすためにはどのような方法があるかをそれぞれに考えます。たとえば、救急車による搬送での入院を増やすためには「問い合わせを増やす」、「応需率を増やす」の2つの方法があります。そこで現状の問い合わせ件数と応需率のデータを示します。

　問い合わせ件数に対して何割の救急搬送を受け入れているか（応需率）、また受け入れた救急搬送のうち、何割が入院につながっているか（入院率）を可視化して提示します。応需率が高い場合はさらに問い合わせ件数を増やすことが必要になります。逆に応需率が低い場合はその要因を調査します。救急受け入れ体制の問題で受け入れられないのか、対応できる疾患以外の問い合わせが多く受け入れられないのかなど要因を明確にすることで対策を立てることができます。

②テーマに沿った仮説と論点が成功のカギ

　この事例の病院の場合は応需率が低い状態で、疾患別では消化器系の救急入院率が低いことがわかりました（図表5-9）。すでに十分なほど救急

❷ 組織を動かすプレゼンテーション力

図表5-7 ● ストーリーの整理（事例②）

目的を明確に	・稼働額アップ
テーマを明確に	・新入院患者を増やして、在院日数を短くしても稼働率を維持する
論点を明確に	・新入院患者は増やせるのか

今回はここをフォーカス
在院日数が短縮して、新入院患者数が同じでは、稼働額は下がってしまう

救急搬送だけに頼っているのか？

図表5-8 ● 論理ツリーの活用

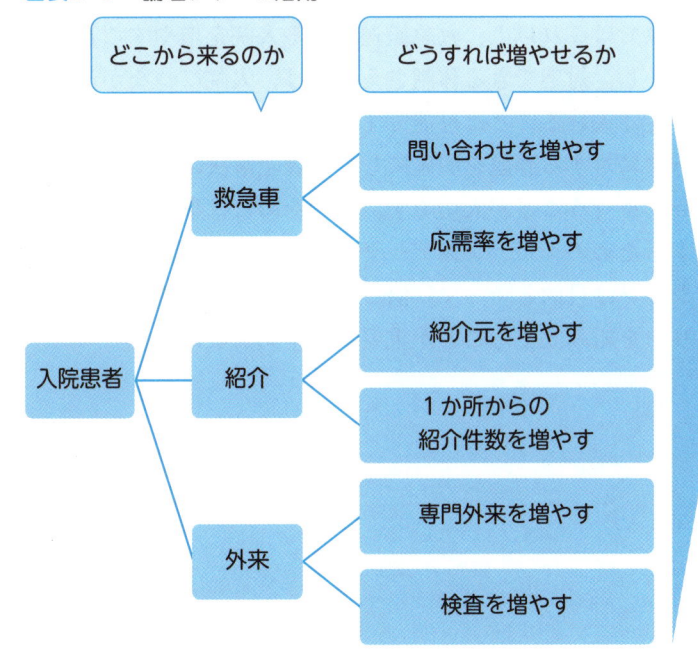

どこから来るのか / どうすれば増やせるか

入院患者
- 救急車
  - 問い合わせを増やす
  - 応需率を増やす
- 紹介
  - 紹介元を増やす
  - 1か所からの紹介件数を増やす
- 外来
  - 専門外来を増やす
  - 検査を増やす

→ 何をするか

第5章　経営企画部門の人材に求められるスキル

図表5-9 ●エビデンスデータをもとに仮説を立てる

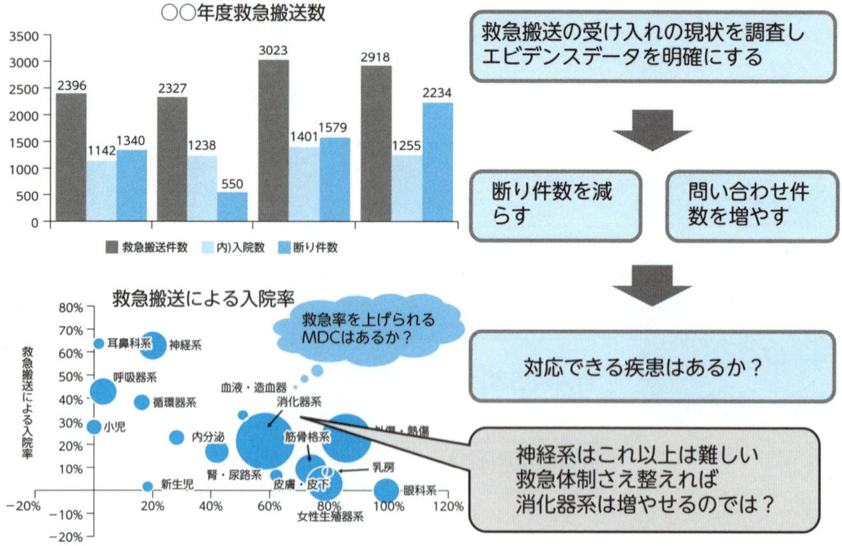
○○年度救急搬送数
3500
3000
2500
2000
1500
1000
500
0
2396
1142
1340
2327
1238
550
3023
1401
1579
2918
1255
2234
救急搬送件数
内)入院数
断り件数
救急搬送の受け入れの現状を調査し
エビデンスデータを明確にする
断り件数を減らす
問い合わせ件数を増やす
対応できる疾患はあるか？
救急搬送による入院率
救急搬送による入院率
80%
70%
60%
50%
40%
30%
20%
10%
−10%
−20%
−20%
20%
40%
60%
80%
100%
120%
耳鼻科系
神経系
呼吸器系
循環器系
小児
内分泌
血液・造血器
消化器系
筋骨格系
腎・尿路系
新生児
皮膚・皮下
乳房
眼科系
女性生殖器系
救急率を上げられる
MDCはあるか？
神経系はこれ以上は難しい
救急体制さえ整えれば
消化器系は増やせるのでは？

入院率が高い神経系ではこれ以上、救急搬送による入院を増やすことは難しいでしょう。しかし、対応できる体制さえ整えば、入院につながる消化器系の救急搬送を受け入れることは可能です。

このようにテーマに対する課題を明確にして、課題解決に導けるようなプレゼンテーションを行うことが大切です。そのためには事前に十分な仮説を立て、検証するためのエビデンスデータを整えます。

プレゼンテーションは目的とテーマに沿った仮説を立て、論点を明確にしながらストーリーを組み立てることが重要なポイントなのです。

3 戦略実行に必要な人材の育成

❶ 人材をコストではなく、戦略的資源として捉える

　ミッション達成のための環境が整っていても、実際に行動する「人」が整っていなければ何も実現できません。「戦略は人事に従う」のです。人材育成も経営企画部門の大切な役割の1つです。

　医療機関には企業にあるような人事部という部門が存在しない場合があります。ここでいう人事部とは、労務管理を行う部門のことではなくヒューマン・リソース・マネジメント、つまり人的資源管理を行う部門のことです。医療は労働集約型産業といわれています。ライセンス（資格）を持った職員が、専門性を活かして患者さんに医療技術を提供するという業態は、労働力に依存しているサービス業ともいえます。したがって、病院では必要な職種の人員を配置し、施設基準を満たす人数を確保し、提供する技術の質を保つという人事労務管理だけが行われてきたように思います。

　しかし、これまで述べてきたように、これからの病院には戦略的な経営が不可欠です。また、チーム医療の重要性も高まってきており、多くの職種との連携や協働による多角的な医療展開が求められています。これまでのような技術の向上だけではなく、コミュニケーション力やコーディネート力、社会環境や病院の方向性の変化に対して柔軟に対応する能力も必要です。職員を労働力としての「コスト」ではなく「戦略的資源」として捉え、人材から「人財」へシフトしていくヒューマン・リソース・マネジメントを行うことも人事部の仕事です。経営企画部門は人事部と共同で人材育成にかかわっていきますが、人事部の機能が明確でない場合は、それを補完する役割も求められます。

❷ ミッションや理念に則った人材育成

　医療機関における人材育成には大きく2つのカテゴリーがあります。1

図表5-10 ● 理念浸透を目指した人材育成プログラム

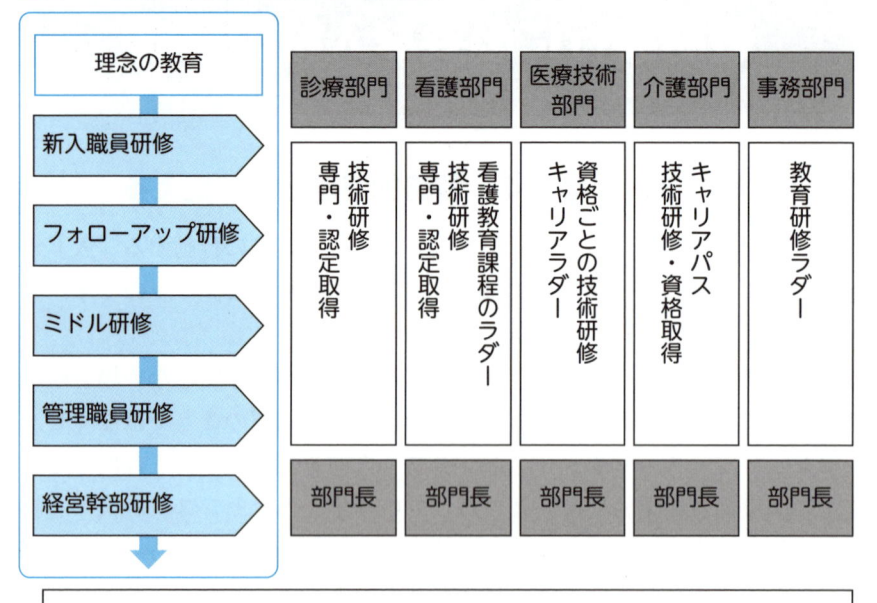

理念の教育	診療部門	看護部門	医療技術部門	介護部門	事務部門
新入職員研修	専門・認定取得 技術研修	専門・認定取得 技術研修	看護教育課程のラダー 資格ごとの技術研修 キャリアラダー	キャリアパス 技術研修・資格取得	教育研修ラダー
フォローアップ研修					
ミドル研修					
管理職員研修					
経営幹部研修	部門長	部門長	部門長	部門長	部門長

理念を具現化して、それぞれの職域で実行できる人材を育成

　つは職種ごとに必要な知識、技術の向上などキャリアアップのための専門性を高める教育、もう1つは人材としての豊かさを伸ばす教育です。それぞれに実践による育成と研修による育成がありますが、いずれにしても、その教育の軸になるのは病院のミッションや理念です（図表5-10）。その病院の存在意義や価値規範に則って行動する職員を育成することが、さまざまな戦略を実践するうえでは欠かせません。いかに病院の理念にコミットするか、そして理念に則った行動を自らの判断で行うことができるかが重要になります。

　理念を行動レベルに展開できるようにする研修、コミュニケーション力を高める研修、接遇力を高める研修、協働行動力を高める研修など、研修プログラムにはさまざまなメニューがあります。自分たちの病院に合ったスタイル、職員が参加しやすいメニューを選択して組み合わせるとよいでしょう。どのようなプログラムを選択するにしても、忘れてはいけないの

は自分たちの病院のミッションや理念を中心に据えておくことです。

❸ 研修計画書とアクションプランの立案

　実際の研修の進め方について事例を用いて説明します。研修はレクリエーションではありませんから、「楽しかった」、「仲間ができた」というような感想だけではなく、研修効果を明確に評価する必要があります。研修の効果測定を行うための前提条件は、研修目的、到達目標が明確であることです。

　まず、研修を行う前に研修計画書を作成します（図表5-11）。研修計画書には対象者、研修の目的と到達目標、参加人数や日時、プログラム構成などを記載します（図表5-12）。この研修は病院内の全職種を対象にしていて、BSCを初めて学ぶ人に全体像を知っていただいて、具体的なアクションプランを作成し、それを実行するところまでを目標にしています。

　次に参加者を募集します。この研修の場合は勤務時間内に行われるため、参加者の勤務調整も必要です。少なくとも研修実施の2か月前には募集を始める必要があります。また、想定していた募集人数よりも応募者が多かった場合の対応方法も事前に決めておきましょう。

　参加者が決まったら、研修の事前準備を行います。この研修は今年度のビジョン達成に対して、自分が何をすべきかを考え、1年間の個人目標とそのアクションプランを作成します（図表5-13）。まずは自部署のビジョンをよく把握する必要がありますので、参加者が所属する部署の所属長にビジョンの理解と求められている役割について事前に話をしておくように連絡をしておきます。研修を行う側は病院全体のビジョンと部署のビジョンを把握して、講義のなかでその関連について触れられるように準備をしておきます。研修の講義で大切なことは正しい理論、手法を伝えることと、受講者が自分の言葉で理解できるように、身近な事例を紹介することです。事例が身近であれば、その手法をすぐに自分の仕事のなかで活用していくことができます。

図表5-11● 研修計画書の作成手順

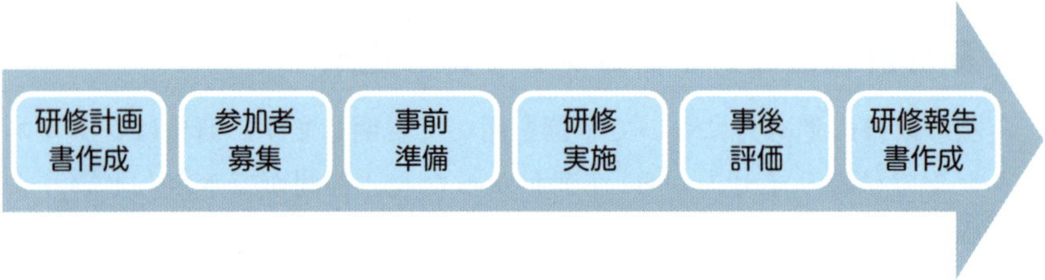

研修計画書作成 → 参加者募集 → 事前準備 → 研修実施 → 事後評価 → 研修報告書作成

図表5-12● 研修計画書の例

【BSCビギナー研修計画書】
対象：全職種・BSCの手法を初めて学ぶ人
目的：BSCの使い方、手法を学ぶ
到達目標：個人目標管理のためにBSCの手法を活用できる
人数：30人
日時：●月●日10:00～16:00（昼休み1時間）

プログラム構成：
1．病院のビジョンと戦略
2．経営環境の切り口外部環境と内部環境
　　（～昼休み～）
3．BSC手法の基礎
4．BSCの手順と進め方
5．演習
　　①ビジョン、ミッション、ゴールの関係を個人目標で整理する
　　②BSC手法で個人の目標管理シートを作成する

❹ 研修実施日の環境整備と研修後の報告書作成

　研修実施日は受講者が研修に集中できるような環境を整えます。可能であれば病院外で行うことが理想ですが、費用や利便性を考慮し、外の施設を利用することは少ないでしょう。院内であっても、電話での呼び出しを行わない、昼食も研修室でとる、制服ではなく私服で参加するなどの工夫をするとよいでしょう。医師については患者さんの急変や家族の訪問など突発的な対応が必要になる場合もありますが、診療科内での応援体制を整

図表5-13 ● 個人目標とアクションプランの作成

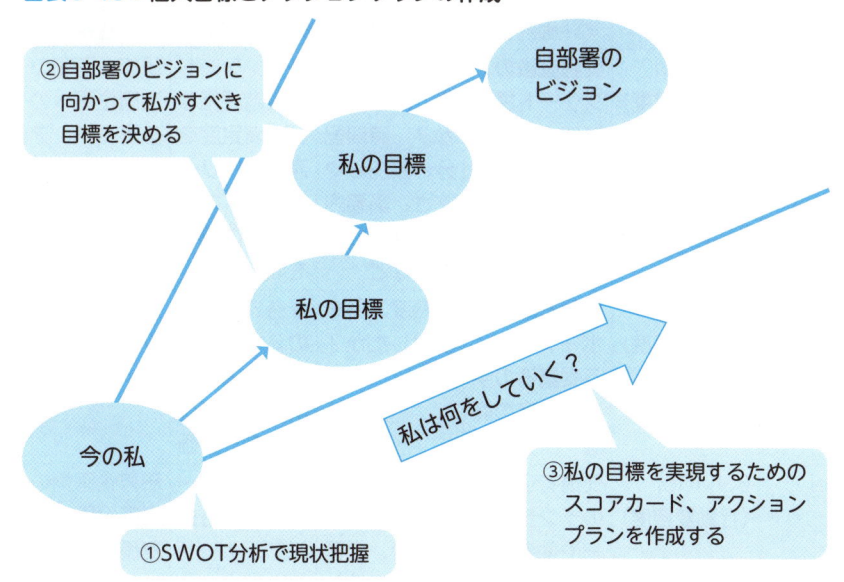

- 自部署のビジョン
- ②自部署のビジョンに向かって私がすべき目標を決める
- 私の目標
- 私の目標
- 今の私
- ①SWOT分析で現状把握
- 私は何をしていく？
- ③私の目標を実現するためのスコアカード、アクションプランを作成する

えるなど、可能な範囲で研修の環境を整えましょう。研修中は現場での職位職責にとらわれず、発言や意見交換ができるように事前にオリエンテーションで伝え、ファシリテーターが話しやすい雰囲気をつくり、全員が積極的に参加できるように促します。研修終了後は3か月を目安に研修の事後評価を行い、最終的な研修報告書を作成します。

⑤ 研修成果を測定する「4段階評価法」

　ここで研修の評価方法について少し詳しく説明します。研修の成果を測定するモデルとして広く利用されている方法にウィスコンシン大学の名誉教授ドナルド・カークパトリックが1960（昭和35）年に開発した「4段階評価法」があります（図表5-14）。この4段階評価法にアメリカの経済学者ジャック・フィリップスが、ROI（Return On Investment：費用対効果）の項目を追加した5段階法もありますが、病院の研修ではその費用の妥当性を評価しにくいため4段階法で十分だと思います。各レベルにおける具体的な評価方法を紹介します。

図表5-14 ● ドナルド・カークパトリックの4段階評価モデル

レベル	評価項目	評価内容	測定内容	測定方法	活用
Level 1	Reaction（研修満足度）	受講直後のアンケート調査等による受講者の研修に対する満足度の評価	プログラムを気に入ったか？　時間配分、参加しやすさ、講義内容、講師についてなど	★アンケート5段階評価などで満足度を測定、フリーコメントで設問以外の意見を収集	研修企画側の次回企画への基礎資料、アンケート集計結果を受講者所属長へフィードバック
Level 2	Learning（学習到達度）	筆記試験やレポート等による受講者の学習到達度の評価	習熟度、何を学習したか？	★各コマごとのミニテスト用語の確認、研修時点での理解度を評価	当日、本人へフィードバック
Level 3	Behavior（行動変容度）	受講者自身へのインタビューや他者評価による行動変容の評価	学習に基づき行動を変化させたか、学習内容が定着しているか？	★事後レポート　1か月後にアンケートやヒアリング、本人および上司へヒアリング	研修企画側の次回企画への基礎資料
Level 4	Business Results（成果達成度）	研修受講による受講者や職場の業績向上度合いの評価	研修効果を得られているか行動変容は組織によい影響をもたらしたか？	★研修目的による売上や利益、顧客満足度、生産性等が向上など	研修依頼者へのフィードバック
Level 5＊	ROI（費用対効果）	研修のコストに対して得られた利益を計算して評価	研修に費やした費用の妥当性を評価	研修のコストに対して得られた利益を計算して評価	

＊ジャック・フィリップスが追加した項目

①Reaction（研修満足度）

　レベル1の研修満足度については、実施率が比較的高いと思います。しかし、その内容は本当に満足度評価になっているでしょうか。単なる感想

を聞くだけのアンケートでは次に活かす評価を得ることはできません。全体的な印象を聞くだけでなく、プログラムの内容、参加しやすさ、講義内容や講師の説明のわかりやすさ、時間配分、自分の期待通りであったかなど、細かなセッションごとに分けて聞いていくとよいでしょう。また、4段階評価だけではなく、何にどのように気づいたのかの感想を引き出すようなコーチング・クエスチョン的な質問もインパクトを見るのに重要です。

②Learning（学習到達度）

レベル2の学習到達度は、研修の事前と事後に確認テストを実施することで評価がしやすくなります。今回の研修の目的はBSC初心者がその使い方と手法を学ぶことです。そのため確認テストでは、研修の前に受講者の知識、技術のレベルをテストによって確認し、受講後に再度テストを行ってどのくらい知識が向上したかを確認します（図表5-15）。知識やスキルの習得を目的とする研修では、ぜひ実施したい評価です。

③Behavior（行動変容度）

レベル3の行動変容度は、受講者本人と第三者（職場の上長など）による評価を合わせて行います。受講者本人に対してはレベル2で実施した確認テストを1～3か月後に再度行って知識や記述の定着度を評価したり、研修で習得した知識や技術を実際の業務でどのように活用したかをレポートにまとめてもらい評価します。レポートにまとめる作業は、研修成果を自分の言葉で表現するため、研修で得た知識を定着させる効果もあります。また、受講者に対して研修を受けてどのような気づきや態度の変容があったかを直接聞いていくヒアリングの際の基礎資料にもなります。

第三者（職場の上長など）による評価は、受講者が研修終了後にどのような変化があったか、期待していた効果が表れているかなどをヒアリングしたり、受講者が提出したレポートに対して評価コメントを記載する方法などで行います。

図表5-15 ● 研修参加者のアンケートと確認テスト

研修参加者アンケート

講義の内容はいかがでしたか？

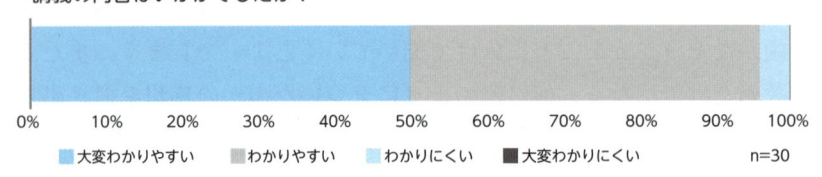

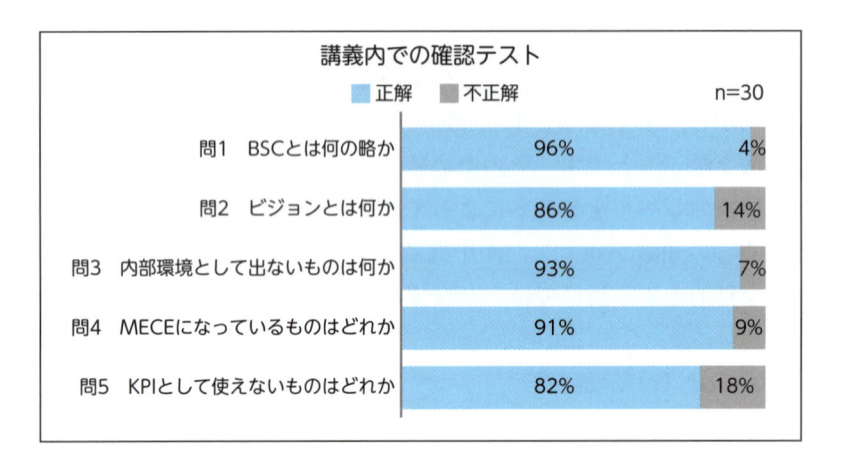

■ 大変わかりやすい　■ わかりやすい　■ わかりにくい　■ 大変わかりにくい　　n=30

講義内での確認テスト

■ 正解　■ 不正解　　n=30

	正解	不正解
問1　BSCとは何の略か	96%	4%
問2　ビジョンとは何か	86%	14%
問3　内部環境として出ないものは何か	93%	7%
問4　MECEになっているものはどれか	91%	9%
問5　KPIとして使えないものはどれか	82%	18%

④Business Results（成果達成度）

　レベル4の成果達成度は、アクションプランのレビューや面接を実施して実際に個人目標が達成できているかどうかで最終評価を行います。今回は個人目標管理のためにBSCの手法を活用できるようになることを到達目標に設定しています。研修の目的はBSCを日常業務に活かして業務の質を上げていくことですから、知識を集積することに満足するだけでなく、現場力として活かすことに注力していきましょう。

　研修報告書には、実施した研修が研修計画書に記載した目的を達成できたかどうかを評価してまとめます。当日の実績のまとめ、アンケートの集計結果、事後評価の結果などから研修効果を分析します。この報告書は受講者をはじめ、院内に公表することはもちろんですが、次の研修の企画をするための基礎資料として活用することが重要です。

❻ 研修の質とバランスを管理する

経営企画部門としての役割は、病院全体の人材育成プログラムを可視化することです（図表5-16）。院内で計画されている研修を一覧にして、開催日が重なっていないか、頻度にバラつきがないかなどを管理し、研修そ

図表5-16 ● 病院全体の人材育成プログラムを把握する

カテゴリ	研修名	対象者	実施日											
			4月	5月	6月	7月	8月	9月	10月	11月	12月	1月	2月	3月
理念教育	新入職員研修	新入職員	●						●					
	フォローアップ研修	入職2年目の職員				●						●		
	ミドル研修	各部主任		●			●		●				●	
	管理職研修	各部課長職						●						●
	経営幹部研修	部長職					●						●	
職員教育	医療安全研修	全職員												
	倫理研修	全職員	●						●					
	接遇研修	職場長推薦者			●						●			
	コミュニケーション研修	職場長推薦者			●					●				
	協働行動力アップ研修	職場長推薦者												
	人事評価評価者研修	主任以上の全管理者	●									●		
	BSC研修	職場長推薦者												
専門知識教育	ハイリスク薬について	希望者												
	転倒防止、介助技術研修	希望者												
	救命救急研修	職場長推薦者												
	︙	︙												

のものの企画に偏りがないか、必要な研修がきちんと実施されているかなどの質的評価を行います。病院が戦略的な経営を行うためには、計画を実行することができる職員を育て、病院全体の人材スキルアップが必要になります。経営そのものの質を向上させるためにも網羅的な人材育成を行っていきましょう。

おわりに

組織変革を成功させる真のリーダーシップとは？

　私が病院の経営企画室を任され、院内のさまざまなプロジェクトにかかわっていた頃、一番苦労したのが「人の感情の調整」でした。「話はわかるけどあの人にいわれたからやりたくない」、「今じゃなくてもいいでしょう？」、「私は困っていないから、私には関係ないでしょう？」など、真っ向から対立するわけでもなく、かといって協力するわけでもなく、そのような「感情」に困惑することが多くありました。

　そんなときに一冊の本に出会いました。本のタイトルは『カモメになったペンギン』（ダイヤモンド社）。本書でも少し触れたリーダーシップ論の権威であるジョン・P・コッターが「組織変革を成功させる8段階のプロセス」をわかりやすく解説したビジネス書で、組織変革を成し遂げるためのリーダーシップのエッセンスが凝縮されています。

　この本の主人公は好奇心旺盛な若いペンギンです。268羽のペンギンたちが暮らす代々住み慣れた氷山が内側から溶け始めていることに気づいた彼を中心に、氷山崩壊の危機が迫るなかでコロニーの存亡をかけた一大プロジェクトが動き出します。物語では、危機感を共有した若いペンギンたちが推進チームを結成し、変化を嫌うペンギンたちに、「生き残るための変化」を少しずつ、着実に浸透させていきます。さまざまな生き残り策を模索するなかで、偶然出会った空を飛ぶ鳥（カモメ）から餌場を求めて暮らす生活スタイルを聞かされたチームは、コロニーの将来のため、すべてのペンギンの大移動を決心しますが、住み慣れた氷山を離れることに不安を感じる者、古い因習にとらわれて新しい考えを受け入れない者、結論を先延ばしにして「今」を守ろうとする者、さまざまな妨害や困難が推進チームの動きを阻みます。

　しかし、メンバーは、「生き残るために変革を」という明確な目標を掲げ、知恵と行動力で根気よく問題を解決し、ついに新たな氷山を見つけ出しま

す。やがてペンギンたちはさらなる「理想の氷山」を探し求め、コロニーの大移動を実現させていくのです。新しい氷山での生活が始まると、この大移動が一度きりの「過去の伝説」にならないように、リーダーを一新し、「移動し続ける生活」（カモメ的遊牧生活）を定着させていきます。

　この物語を読んだとき、あらゆるシーンが病院内の出来事に当てはまり、若いペンギンたちの推進チームの足跡、変革のプロセスこそが経営企画部門の担うべき役割だという思いに至りました。

　病院を取り巻く環境はめまぐるしく変わっていきます。病院を存続させるためにはその環境の変化に対応していかなくてはなりません。経営企画部門を担う方々には、変えてはいけないところ、変わらなければいけないところを見極める力を身につけ、医療従事者にとっての最高の舞台を整え、病院を利用する方々に安心感を届ける経営を行っていただきたいと願っています。

石井 富美

参考文献

- 一條和生、徳岡晃一郎『シャドーワーク ―知識創造を促す組織戦略』東洋経済新報社、2007年
- 一條和生、徳岡晃一郎、野中郁次郎『MBB：「思い」のマネジメント ―知識創造経営の実践フレームワーク』東洋経済新報社、2010年
- 井上貴裕『病院経営』清文社、2010年
- 井部俊子『看護マネジメント論』日本看護協会出版会、2010年
- 木村憲洋『病院経営のしくみ2』日本医療企画、2011年
- ジョン・P・コッター著、梅津祐良訳『企業変革力』日経BP社、2002年
- ジョン・P・コッター著、野村辰寿訳『カモメになったペンギン』ダイヤモンド社、2007年
- 高尾義明、王英燕『経営理念の浸透』有斐閣、2012年
- 田中雅子『ミッションマネジメントの理論と実践』中央経済社、2006年
- 遠山峰輝『病院経営を科学する』日本医療企画、2003年
- 遠山峰輝『病院経営を科学する実践編』日本医療企画、2008年
- 西村周三編集委員代表『医療経営白書2010年度版』日本医療企画、2010年
- 野中郁次郎、徳岡晃一郎『戦略は人事に従う』東洋経済新報社、『一橋ビジネスレビュー』56巻4号、2009年春号
- 橋本忠夫『変革型ミドルのための経営実学』芙蓉書房出版、2010年
- 萩原正英『病院経営のための財務会計・管理会計』じほう、2011年
- ピーター・F・ドラッカー著、上田惇生訳『プロフェッショナルの条件』ダイヤモンド社、2012年
- ピーター・F・ドラッカー著、上田惇生訳『マネジメント』ダイヤモンド社、2012年
- マジョリー・F・ヴァーガス著、石丸正訳『非言語（ノンバーバル）コミュニケーション』新潮社、1987年
- ヤン・カールソン著、堤猶二訳『真実の瞬間』ダイヤモンド社、1990年

著者紹介

石井富美（いしい・ふみ）
多摩大学医療・介護ソリューション研究所 フェロー

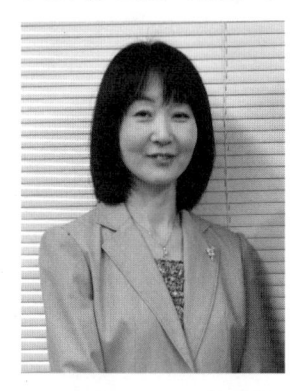

　東京理科大学理学部卒、多摩大学大学院経営情報学専攻科修了。経営情報学修士（MBA）、医療情報技師。民間企業でソフトウェア開発のシステムエンジニアとして勤務したのち、社会福祉法人日本医療伝道会（衣笠病院グループ）に入職。法人本部事務局、情報システム室、事業部を経て経営企画室長に就任し、グループ内施設の経営改善サポート、新規事業の企画、人材育成などに携わった。2012年よりセコム医療システム株式会社に移籍。マネジメントコンサルタントとして医療機関の経営アドバイザー、経営人材育成講師、企業向け医療ビジネスセミナー講師などを務めている。

　代表的な著書に、『今すぐできる！ 診療データの戦略的活用法』（日本医療企画）、共著に、『医療経営白書2010年度版』（日本医療企画）、『40文字でわかる！ 知っておきたいビジネス理論』（ゴマブックス）などがある。

MEMO

MEMO

病院部門別管理・運営の実践シリーズ

薬剤部門のマネジメント

薬剤師の能力を最大限活用できる戦略と実践手法を完全解説！

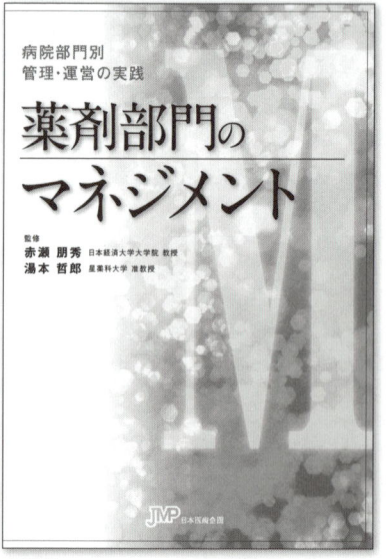

目次

第1章　薬剤部門マネジメントの基本
　薬剤部門・薬剤師の役割
　ファーマシーマネジメントの基礎知識

第2章　薬剤部門マネジメントの実践　初級
　薬剤師の業務と薬剤部門のマネジメント戦略
　1　薬剤師業務の基礎知識
　　日常業務とコスト管理
　　採用医薬品の管理──病院開設準備〜開院6か月後
　　薬価改定と価格交渉
　　医薬品のリスクマネジメント
　2　マネジメント戦略の基本
　　医薬品管理データの作成とモニタリング
　　DPCを用いた効果的な病院マネジメント
　　マネジメントに不可欠な統計的品質管理手法
　　　──QC7つ道具の活用
　3　マネジメント戦略の応用
　　BSCを活用した事業計画の策定方法
　　予算書の作成方法

第3章　薬剤部門マネジメントの実践　中級
　組織力、コミュニケーション力向上のポイント
　1　組織力向上のポイント
　　コンプライアンスとガバナンスへの取り組み
　　次世代マネジャーに求められる能力と育成法
　　ミドルマネジャーの育成
　2　コミュニケーション力向上のポイント
　　他職種、管理職、院長に対する上手な交渉術
　　製薬会社・MRの活用法

第4章　薬剤部門マネジメントの実践　上級
　経営・管理に必要な経営学の知識
　新しい時代の病院経営と戦略
　財務諸表の基本と医薬品の位置づけ

◆監修
　赤瀬朋秀（日本経済大学大学院教授）
　湯本哲郎（星薬科大学准教授）
◆著者
　加賀谷肇（明治薬科大学教授）
　舟越亮寛（大船中央病院薬剤部長）ほか全19名
◆仕様：A5判／並製／232ページ
◆定価：本体3,000円＋税
◆ISBN：978-4-86439-244-0 C3034

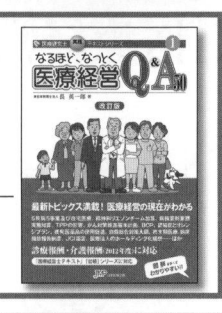

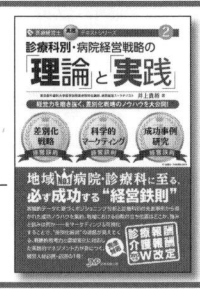

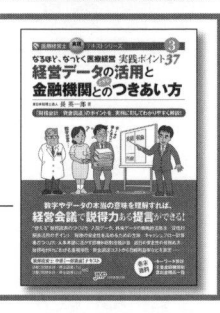

医療経営士「実践テキスト」シリーズ

実践テキストシリーズ 1
なるほど、なっとく 医療経営Q&A50 改訂版

医療経営の本質を背景・しくみから詳しく解説。
経営の「次の一手」はこの1冊から生まれる！

- 著　：長　英一郎（東日本税理士法人）
- 体裁：A5判／並製／1色／272ページ
- 定価：本体価格3,000円+税5%
- ISBN：978-4-86439-204-4

実践テキストシリーズ 2
診療科別・病院経営戦略の「理論」と「実践」

地域No.1病院・診療科に至る、必ず成功する"経営鉄則"実践事例が満載。
経営戦略を磨き抜く差別化戦略のノウハウを大公開！

- 著者：井上貴裕（東京医科歯科大学医学部附属病院特任講師）
- 体裁：A5判／並製／2色／200ページ
- 定価：本体3,000円+税
- ISBN：978-4-86439-032-3

実践テキストシリーズ 3
なるほど、なっとく医療経営実践ポイント37
経営データの活用と金融機関との上手な付き合い方

数字やデータの本当の意味を理解すれば、経営会議で説得力のある提言ができる！
「財務会計」「資金調達」の実践的手引書。

- 著者：長　英一郎（東日本税理士法人）
- 体裁：A5判／並製／1色／168ページ
- 定価：本体3,000円+税
- ISBN：978-4-86439-165-8

実践テキストシリーズ 4
職員トラブルを未然に防ぐ
医療機関のための人事労務管理術

敏腕コンサルタントだけが知る
職員トラブル解決のためのノウハウを1冊に凝縮！

- 著者：服部英治（株式会社名南経営コンサルティング／社会保険労務士）
- 体裁：A5判／並製／2色／208ページ
- 定価：本体3,000円+税
- ISBN：978-4-86439-203-7

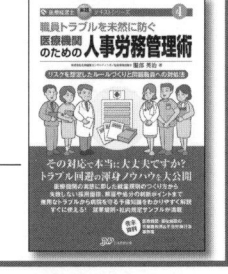

（株）日本医療企画　〒101-0033　東京都千代田区神田岩本町4-14　神田平成ビル　TEL:03-3256-2862　FAX:03-3256-2865
- 関東支社 ☎ 03-3256-2885
- 関西支社 ☎ 06-7660-1761
- 九州支社 ☎ 092-418-2828
- 北信越支社 ☎ 076-231-7791
- 中部支社 ☎ 052-209-2591

詳しくは　医療経営士　検索

医療経営ブックレット1stシリーズ第1弾！

医療経営士のための現場力アップシリーズ

●A5判並製・64〜96頁　各巻 定価：本体700円＋税

今すぐできる！
① **問題解決型思考を身につける基本スキル**
田中智恵子（大阪市立大学特任准教授、株式会社メディカルクリエイト）他　共著

今すぐできる！
② **人事労務問題解決（理論編）**
鷹取敏昭（人事マネジメント研究所進創アシスト代表）著

今すぐできる！
③ **人事労務問題解決（事例編）**
鷹取敏昭（人事マネジメント研究所進創アシスト代表）著

今すぐできる！
④ **ゼロから学べる財務会計入門**
梅原　隆（公認会計士）編

今すぐできる！
⑤ **医師を集めるブランディング手法**
神谷健一（KTPソリューションズ株式会社代表取締役社長）著

今すぐできる！
⑥ **患者が集まる病院広報戦略**
山田隆司（特定非営利活動法人メディカルコンソーシアムネットワークグループ理事長）他　共著

今すぐできる！
⑦ **患者が集まる接遇術**
白梅英子（ル　レーブ）著

今すぐできる！
⑧ **失敗しない患者クレーム対応術**
原　聡彦（合同会社MASパートナーズ代表）著

今すぐできる！
⑨ **BCPの実効性を高める災害対応シミュレーション**
浅野　睦（株式会社フォーサイツコンサルティング代表取締役社長）著

今すぐできる！
⑩ **診療データの戦略的活用法**
石井富美（多摩大学医療・介護ソリューション研究所フェロー）著

日本医療企画　書籍のご案内

これからの病院経営を担う人材育成のための
医療経営士 テキストシリーズ

『初級テキストシリーズ[第2版]』(全8巻)　[定価:本体2,500円+税]

(1)医療経営史 ―― 医療の起源から巨大病院の出現まで	
(2)日本の医療政策地域医療システム ―― 医療制度の基礎知識と最近の動向	
(3)日本の医療関連法規 ―― その歴史と基礎知識	
(4)病院の仕組み/各種団体、学会の成り立ち ―― 内部構造と外部環境の基礎知識	
(5)診療科目の歴史と医療技術の進歩 ―― 医療の細分化による専門医の誕生、総合医・一般医の役割	
(6)日本の医療関連サービス ―― 病院を取り巻く医療産業の状況	
(7)患者と医療サービス ―― 患者視点の医療とは	
(8)生命倫理/医療倫理 ―― 医療人としての基礎知識	

『中級テキストシリーズ[一般講座]』(全10巻)　[定価:本体2,800円+税]

(1)医療経営概論 ―― 病院の経営に必要な基本要素とは	
(2)経営理念・ビジョン/経営戦略 ―― 経営戦略実行のための基本知識	
(3)医療マーケティングと地域医療 ―― 患者を顧客としてとらえられるか	
(4)医療ITシステム ―― 診療・経営のための情報活用戦略と実践事例	
(5)組織管理/組織改革 ―― 改革こそが経営だ!	
(6)人的資源管理 ―― ヒトは経営の根幹	
(7)事務管理/物品管理 ―― コスト意識を持っているか?	
(8)財務会計/資金調達(1)財務会計	
(9)財務会計/資金調達(2)資金調達	
(10)医療法務/医療の安全管理 ―― 訴訟になる前に知っておくべきこと	

『中級テキストシリーズ[専門講座]』(全9巻)　[定価:本体2,800円+税]

(1)診療報酬制度と医療収益 ―― 病院機能別に考察する戦略的経営	
(2)広報・広告/ブランディング ―― 集患力をアップさせるために	
(3)部門別管理 ―― 目標管理制度の導入と実践	
(4)医療・介護の連携[第2版] ―― これからの病院経営のスタイルは複合型	
(5)経営手法の進化と多様化 ―― 課題・問題解決力を身につけよう	
(6)創造するリーダーシップとチーム医療 ―― 医療イノベーションの創発	
(7)業務改革 ―― 病院活性化のための効果的手法	
(8)チーム力と現場力 ―― "病院風土"をいかに変えるか	
(9)医療サービスの多様化と実践 ―― 患者は何を求めているのか	

『上級テキストシリーズ』(全13巻)　[定価:本体3,000円+税]

(1)病院経営戦略論 ―― 経営手法の多様化と戦略実行にあたって	
(2)バランスト・スコアカード ―― その理論と実践	
(3)クリニカルパス/地域医療連携 ―― 医療資源の有効活用による医療の質向上と効率化	
(4)医工連携 ―― 最新動向と将来展望	
(5)医療ガバナンス ―― 医療機関のガバナンス構築を目指して	
(6)医療品質経営 ―― 患者中心医療の意義と方法論	
(7)医療情報セキュリティマネジメントシステム(ISMS)	
(8)医療事故とクライシス・マネジメント ―― 基本概念の理解から危機的状況の打開まで	
(9)DPCによる戦略的病院経営 ―― 急性期病院に求められるDPC活用術	
(10)経営形態 ―― その種類と選択術	
(11)医療コミュニケーション ―― 医療従事者と患者の信頼関係構築	
(12)保険外診療/附帯業務 ―― 自由診療と医療関連ビジネス	
(13)介護経営 ―― 介護事業成功への道しるべ	

総監修　川渕孝一(東京医科歯科大学大学院教授)

JMP Japan Medical Planning
(株)日本医療企画
〒101-0033
東京都千代田区神田岩本町4-14
神田平成ビル
☎03-3256-2862
FAX 03-3256-2865

ご注文はインターネットが便利です
http://www.jmp.co.jp
日本医療企画　検索

全国書店でもお求めになれます
関東支社 ☎03-3256-2885　関西支社 ☎06-7660-1761　中部支社 ☎052-209-5451
九州支社 ☎092-418-2828　北信越支社 ☎076-231-7771

病院部門別管理・運営の実践
経営企画部門のマネジメント

2014年5月18日　第1版第1刷発行

著　者　　石井富美
発行人　　林　　諄
発行所　　株式会社日本医療企画
　　　　　〒101-0033
　　　　　東京都千代田区神田岩本町4-14　神田平成ビル
　　　　　TEL03-3256-2861（代）　FAX03-3256-2865
　　　　　http://www.jmp.co.jp
印刷所　　大日本印刷株式会社

Ⓒ Fumi Ishii 2014, Printed and Bound in Japan
ISBN978-4-86439-243-3 C3034

定価は表紙に表示しています。
本書の全部または一部の複写・複製・転訳等を禁じます。これらの許諾については小社までご照会ください。